膝痛
こだわりの保存治療

宗田 大
東京医科歯科大学名誉教授
国立病院機構災害医療センター院長

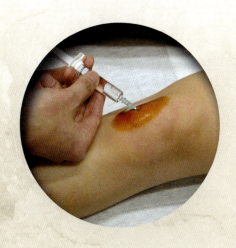

MEDICAL VIEW

本書では，厳密な指示・副作用・投薬スケジュール等について記載されていますが，これらは変更される可能性があります。本書で言及されている薬品については，製品に添付されている製造者による情報を十分にご参照ください。

Knee Pain: My Commitment to Conservative Management
（ISBN978-4-7583-1378-0 C3047）

Author：Takeshi Muneta

2018. 6. 1 1st ed

©MEDICAL VIEW, 2018
Printed and Bound in Japan

Medical View Co., Ltd.
2-30 Ichigayahonmuracho, Shinjyukuku, Tokyo, 162-0845, Japan
E-mail   ed @ medicalview.co.jp

序文

2007年10月に発刊された『膝痛 知る診る治す』に10年経っても購買の動きがあることは，最も大きな荷重関節である膝の痛みについて多くの方が強い関心をもっていること，また関節疾患の基本である保存的治療についてあまり進歩していないことを示唆する。膝痛に悩まされている患者さんの100人に1人しか手術治療を受けない現実は，保存治療の大切さを改めて認識させてくれる。医師をはじめとして多くの理学療法士の方，ときに私の外来を訪れる患者さんまでが，『膝痛 知る診る治す』を手元に置き，日々の診療や自主訓練に役立てていることを知ることは，著者として望外の喜びである。

さて10年も経つと，少しはその治療に進歩がみられてもよいのではないかと感じる。前書の『膝痛』を通読しても，自分としてはあまり多くの情報があるとは感じられない。同じ内容の繰り返しが目立つ。私の行ってきている保存治療はこの程度のものなのであろうか。世に問う書物としては物足りなさを禁じえない。この度，『膝痛』発刊の10年をきっかけに私の膝痛治療の経験をもう一度まとめる機会を与えていただいたことに感謝したい。

整形外科医として38年，私の治療の原点は，患者さんの痛みを圧痛点でとらえ，その部位を解剖学的に認識してバイオメカニカルに負荷を分析することだった。この姿勢は今でも私の基本である。しかし多くの患者さんの治療を通じて，生物的な反応とその制御における大きな違い，すなわち個人差の大きさを伝える必要を強く感じる。同じ疾患でも治療的な側面からはさまざまな違い，選択の幅がある。膝の軟骨がなくなってからもいろいろな膝痛があり，いろいろな治療のアプローチがある。保存的治療の効果もさまざまである。

「これまでの膝専門医としての膝痛の治療経験をできるだけ多く残すこと」が本書の目的である。10年前の図や写真はほとんど用いずに，新しい本書をまとめることができた。七つの項目に分け，思いつくまま書き進めた。そのため，まとまりや一貫性については疑問が残る。また今後の治療の方向性として感じている「姿勢」の問題など，知識や理解が未熟な記載もある。誤った内容を伝えている部分もあると思う。また個人的な印象を述べた非科学的な記載も多いと自覚している。

「いろいろな膝痛」，「外来診療の流れ」，「治療の実際」，「一般的な保存治療」など，治療について繰り返し述べているが，同じ保存的治療を少し異なった視点から眺めることにより，読んだ方々に新しい発見や感想，理解の新鮮化を実現できればありがたい。加えて今回私の外来風景を動画で配信する試みをしてみた。素人の撮影であり，準備も十分でなかったため，映像的にはあまりきれいではないが，その臨場感に触れていただきたい。

　本書の最後の章に，術後のリハビリテーションをまとめさせていただいた。私自身，術後のケア，リハビリテーションの成功までが術者の責任だと感じている。アスレチックリハビリテーションにバトンタッチできるまで，術後の患者さんには保存治療の経験のすべてを投入する必要がある。同じ手術を行っても術後の経過は大きく異なる。外科医である以上，機能外科を担当する以上，どんな患者さんでも手術をしたら満足できる結果を与える責任がある。手術の成功は術式の成功ではない。満足する結果は患者さんが感じること，決めることである。

　本書が長く膝痛を扱うすべての方々に有意義なものであってほしいと願う。

　最後に本書をまとめる機会を与えていただいたメジカルビュー社の方々に深謝したい。

2018 年 4 月

宗田　大

本書で使用する「徒手手技」について

　「痛点ストレッチ」は，関節周囲の圧痛点に対し自発痛を惹起または強める方向へ刺激を加えることで，自覚的な疼痛を比較的早期に改善させる方法である。しかしながら「痛点ストレッチ」は造語であり，多分に概念的な言葉であるため，実際の手技を反映しない部分があった。いわば広義の痛点ストレッチという言葉を用いてきた。この度，新たな執筆をする機会を得たので，本書では概念ではなく，手技としてもっと実際的でわかりやすい表現を用いることにした。広義の痛点ストレッチを，膝蓋骨周囲の，①狭義の痛点ストレッチ，②ほぐし，③指圧，④強マッサージ，という4つの表現を用いてわかりやすくすることにした。

狭義の痛点ストレッチ

　膝蓋骨を動かすことによって，疼痛を誘発し，膝蓋骨周囲組織の可動性を増し，疼痛の改善を得る方法である。膝前部痛の多くに当てはまる。さらに膝前部痛は膝痛の半数以上を占めるため，狭義の痛点ストレッチの意義は大きい。

ほぐし

　少し左右に指を移動させながら押す手技である。部位としては膝蓋腱上やその他の腱付着部，例えば半膜様筋腱付着部や鵞足，筋間中隔，腸脛靱帯上などである。指圧よりも押し方は弱く，やや広範囲であり，刺激する対象構造は腱性である。

指圧

　単純に点を押すことを示す。大部分の骨膜性圧痛部に適用している。なぜ骨を押す指圧かといえば，大きな疼痛緩和効果があるからである。「痛点ストレッチ」の概念で「骨を押す」ことをしないと，せっかくの痛点ストレッチの活用が狭まってしまうと感じる。指圧はとても痛いけれども，ぜひ自主的に行うことを指導してほしい痛点ストレッチである。

強マッサージ

　痛くても大きく把握して，痛くてもほぐすようなやり方で行う，ボリュームのある筋肉に対するアプローチである。本書で痛みを伴うマッサージについての適否を議論するつもりはない。膝痛の一部として認められる，いわゆる筋肉痛に対して痛くてもほぐしたほうが早期の痛みの改善が得られることが多い。

　このように相手（対象構造）の違いによって手技として自然に異なってくるのが「痛点ストレッチ」なのである。本書では記載の時点から4種類の手技を分けて用いることにした。

目　次

本書で使用する「徒手手技」について

I　分類 × 膝痛

いろいろな膝痛　2

膝の疼痛における炎症の重要性・位置付け　2

全体の痛み－滑膜性の痛みとしての膝関節痛　5
急性関節炎症状　5／慢性関節炎症状　7

膝前部痛　10
膝蓋骨周囲痛としての滑膜軟骨移行部痛　10／
膝蓋骨の8方向の移動ストレッチと膝前部痛　10／膝蓋腱炎（症）　12／
オズグッド-シュラッター病　15／膝蓋下脂肪体の痛み　17／
大腿四頭筋痛による膝前方の痛み　18

内側の痛み　19
動き始めの痛み　19／歩行時の前内側部の強い疼痛　19／
内側の過負荷を基盤とした後内側痛　22

外側の痛み　26
外側側副靱帯（LCL）痛　26／外側関節裂隙痛　27／外側広筋の筋筋膜痛　29／
内反膝の大腿外側部痛　30／前脛骨筋の付着部痛　32

後方の痛み　33
腓腹筋外側頭近位部痛　33／腓腹筋内側頭近位部痛　35／膝窩筋腱炎　36／
近位脛腓関節障害　36／大腿二頭筋痛　38

Ⅱ　診察 × 膝痛

外来診療の流れ　40

入室時の観察 ·· 41
　入室の仕方　41／歩容　41／体型　42／脊柱変形の有無　43

病歴聴取 ·· 48
　主訴　48／治療目的　48／発症について　48／治療歴　48／職業　49／
　趣味・運動習慣　49／家族構成と家庭での役割　50／身体機能の評価　51／
　スポーツ歴，外傷の有無　52

診察 ·· 52
　下肢アライメントの意義　52／股関節内旋・外旋　54／膝可動域計測　54

X線像の評価 ·· 58
　下肢アライメント計測と下肢長尺X線像での評価　58

治療と治療の基本 ·· 60
　薬物治療　62／運動療法　62

Ⅲ　画像診断 × 膝痛

痛みの原因を画像にみる　64

MRI ·· 64
　関節面の痛みとその解釈　64／膝蓋腱炎（症）の治療とMRI所見　69／
　膝の痛みと骨壊死　69／膝の痛みと内側半月板の変化　73／
　外側型OAと外側半月板の変化　75／膝蓋大腿関節痛について　76

X線 ·· 80
　やはりX線像評価は大切　80／膝OAにおけるK-L分類　80

CT 86
CTの膝痛の評価法としての役割　86／
PET-CTと膝痛；痛みに対するSPECT-CTの応用　86

エコー 87
膝痛におけるエコーの有用性　87

Ⅳ　治療 × 膝痛

姿勢・歩容の改善　90

二足歩行 90

よい姿勢 92

よい歩容 94

よい姿勢を保つための努力 97
身体の各部位に応じて姿勢の維持，矯正に取り組む運動　99

膝痛の背景になる病態 100
股関節寛骨臼形成不全　100／大腿骨近位の過前捻　100／
大腿筋膜張筋症候群　100／
膝の屈曲拘縮と外旋歩行による機能的な内反の強調　102／
足関節のROM訓練　104／足関節が硬いのも膝に悪い影響を引き起こす　104

痛点ストレッチの実際　106

症例提示 ▶動画 ……………………………………………………………………… 106
症例1　106／症例2　108／症例3　110／症例4　112／症例5　114／
症例6　116／症例7　118

外来治療のポイント …………………………………………………………………… 120
ROM制限の改善－完全なROM（膝伸展・屈曲）とは？　121／
セッティングと軽度の伸展制限，強制伸展時痛と圧痛点　121／
狭義の膝蓋腱炎（症）の治療　124／
歩行時や荷重屈伸での内側痛：軽度伸展・屈曲制限と内反膝　126／
内反膝と歩行時前内側痛　127／外側型OAで外反膝を伴う例　129／
屈曲制限の背景にある因子　130

一般的な保存治療（薬物治療, ヒアルロン酸注射など）　134

COX-2阻害薬 …………………………………………………………………………… 135

NSAIDs（非ステロイド性消炎鎮痛薬） ……………………………………………… 136

その他の膝痛を和らげる薬の効果と使い方 ………………………………………… 137
プレガバリン（リリカ®）　137／トラマドール（トラマール®, トラムセット®）　137／
デュロキセチン（サインバルタ®）　139

サプリメント …………………………………………………………………………… 140
グルコサミン　140／コンドロイチン硫酸　140／コラーゲン　141

外用剤 …………………………………………………………………………………… 142
貼付剤　142／塗布剤　142

ヒアルロン酸製剤の注射 ……………………………………………………………… 143
ヒアルロン酸製剤の関節内注射　143／ヒアルロン酸製剤の関節外注射　144／
関節内ヒアルロン酸注射治療と製剤の違い　147

温熱治療・電気治療 150

装具治療 150
レッグウォーマー　150／サポータ・バンデージ　150／外側楔状足底板　150／
足底挿板（アーチサポート）　152／軟性装具・支柱付き軟性装具　152／
硬性装具・アンローダー装具(unloader brace)　152／パテラブレース　154

やらせてあげたい運動，許可するスポーツ 154

膝関節手術後早期のリハビリテーション　160

前十字靭帯（ACL）再建 160
当院での退院の目安　160／ROM訓練①膝伸展訓練　160／
ROM訓練②膝屈曲訓練　164／術後初回外来時の伸展制限例とそのケア　165

人工膝関節全置換術（TKA） 172
退院目標を達成できない場合　172／術後疼痛の予防　174／
術前伸展制限が強い患者さんでのTKA　174

半月板手術 175
荷重制限　176／スポーツ復帰の時期　176

内側膝蓋大腿靭帯（MPFL）再建術 177
荷重　177／筋力訓練　178／ROM訓練　178

術後のジョギング開始から練習への完全復帰 179

参考文献一覧 181

索引 186

Column

日本における変形性膝関節症（膝OA）の実態 … 3

日本の人工膝関節事情 ……………………… 4

膝OAにおける関節内炎症と膝を取り巻く
　腱付着部障害痛 ………………………………… 9

スポーツ選手に対する膝蓋骨ストレッチ法 … 15

腱・靭帯付着部痛・骨膜痛に対する体外衝撃波
　治療（ESWT）の効果と可能性の考察 …… 16

膝蓋下脂肪体の痛みに対する治療 …………… 18

内側関節裂隙部の圧痛 ………………………… 21

半膜様筋症候群 ………………………………… 23

「クリーニング」の効果 ……………………… 24

筋筋膜痛の治療 ………………………………… 32

リドカイン®テスト …………………………… 33

強マッサージについて ………………………… 35

体型と痛みの閾値 ……………………………… 42

体型と骨の強さと痛みの閾値 ………………… 45

骨質の解析と評価 ― DXA腰椎と大腿骨 … 47

歩行と筋力と階段でのつまずき ……………… 51

股関節由来の膝痛 ……………………………… 54

大腿骨内側顆無腐性壊死は本当の壊死では
　ない …………………………………………… 72

エコーガイド下の治療 ………………………… 88

筋力低下，筋痛，サルコペニア ……………… 91

K点とK点指圧 ― 筋肉痛について ……… 104

著者の外来治療の内訳 ………………………… 119

新たな線維組織形成と慢性疼痛 ……………… 123

膝OAガイドラインの現状 …………………… 134

膝OAガイドラインの疑問 …………………… 135

軟骨維持に対するサプリメントの効果の
　エビデンス …………………………………… 140

著者にとってのサプリメント ………………… 141

プラセボ効果① ………………………………… 141

プラセボ効果② ………………………………… 142

ヘパリン類似物質の処方 ……………………… 143

バレーボール選手に対する関節外への
　ヒアルロン酸注射 …………………………… 146

無理を承知でがんばるスポーツ愛好家を
　サポートする ………………………………… 148

健康に対するヒトの欲 ………………………… 159

真のサイクロプス ……………………………… 163

ACL受傷時・受傷後の膝後外側部の
　痛み …………………………………………… 164

術後ケアの実際と関連する因子の検討 … 168

ジャンプテスト ― 膝下の筋力強化も
　必要である …………………………………… 171

患者さんが「この手術は失敗だ」と
　感じた例 ……………………………………… 174

動画視聴方法

本書の内容に関連した動画をメジカルビュー社のホームページでストリーミング配信しております。解説と関連する動画のある箇所にはQRコードを表示しています。

下記の手順でご利用下さい（下記はPCで表示した場合の画面です．スマートフォンでみた場合の画面とは異なります）。

＊動画配信は本書刊行から一定期間経過後に終了いたしますので，あらかじめご了承ください。

1. 動画配信ページにアクセスします。
   http://www.medicalview.co.jp/movies/

スマートフォンやタブレット端末では，QRコードから左記❸のパスワード入力画面にアクセス可能です。その際はQRコードリーダーのブラウザではなく，SafariやChrome，標準ブラウザでご覧ください。

2. 表示されたページの本書タイトル付近にある「動画視聴ページへ」ボタンを押します。

3. パスワード入力画面が表示されますので，利用規約に同意していただき，右記のパスワードを半角数字で入力します。

48392674

4. 本書の動画視聴ページが表示されます。視聴したい動画のサムネールをクリックすると動画が再生されます。

動作環境
下記は2018年3月1日時点での動作環境で，予告なく変更となる場合がございます。
- **Windows**
  - **OS**：Windows 10／8.1／7（JavaScriptが動作すること）
  - **Flash Player**：最新バージョン
  - **ブラウザ**：Internet Explorer 11
    Chrome・Firefox最新バージョン
- **Macintosh**
  - **OS**：10.12〜10.8（JavaScriptが動作すること）
  - **Flash Player**：最新バージョン
  - **ブラウザ**：Safari・Chrome・Firefox最新バージョン
- **スマートフォン，タブレット端末**
  2017年9月1日時点で最新のiOS端末では動作確認済みです。Android端末の場合，端末の種類やブラウザアプリによっては正常に視聴できない場合があります。
  動画をみる際にはインターネットへの接続が必要となります。パソコンをご利用の場合は，2.0Mbps以上のインターネット接続環境をお勧めいたします。また，スマートフォン，タブレット端末をご利用の場合は，パケット通信定額サービス，LTE・Wi-Fiなどの高速通信サービスのご利用をお勧めいたします（通信料はお客様のご負担となります）。
  QRコードは㈱デンソーウェーブの登録商標です。

本Web動画の利用は，本書1冊について個人購入者1名に許諾されます。購入者以外の方の利用はできません。また，図書館・図書室などの複数の方の利用を前提とする場合には，本Web動画の利用はできません。

I

分類 × 膝痛

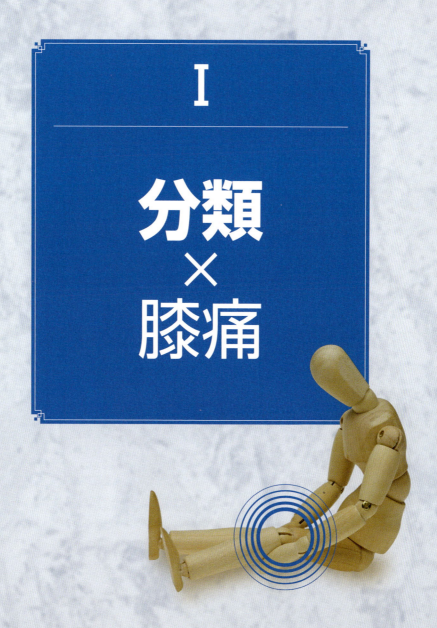

Ⅰ 分類 × 膝痛

いろいろな膝痛

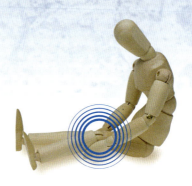

膝の疼痛における炎症の重要性・位置付け

　痛みの原因は「炎症」であると一般的に受け入れられている。しかし膝痛の治療を進める場合に，痛みをすべて同じ「炎症」という言葉で置き換えてしまうと，治療法が硬直してしまう。「炎症」は広義に考えると治癒過程すべてをさす[1,2]。痛みを「炎症」で表現してしまうと，実際の患者さんの治療を適切に行えないことが少なくないと感じる。痛ければ痛み止め，すなわち，消炎鎮痛薬の処方につながるからである。しかし実際痛み止めの効果がある膝痛は限られている。また，腫れ熱の明らかな関節炎ではNSAIDsの効果はあるが，炎症が治まってくると，NSAIDsではとりきれない痛みがつらくなることも少なくない。COX-2阻害薬は抗炎症効果には優れるが，痛みを訴える患者さんに処方して効果のないことがまれでない。また腫れ熱が明らかでない痛みも数が多い。つまり腫れ熱のある「炎症」が痛みの原因であると考え，それに対処する（NSAIDsの処方）だけでは痛みの治療はうまくいかない。少なくともそのときの関節を，①急性炎症，②慢性炎症，③炎症が明らかでない状態，のどの状態であるのかを常に判断し，その都度適切に対応すべきである。

　しかし関節内に起こっている炎症が，ほとんどすべての膝痛の根本的な原因であることも明らかなようである。関節内が健全で，炎症がコントロールされていることは非常に大切である。この関節内の健康を保ち，種々の現れ方をする膝痛をコントロールすることが，実際の治療となる。さらに患者さんのニーズに合わせて負荷にその膝が耐えられるように治療側も努力することが求められる。

Column

日本における変形性膝関節症（膝OA）の実態（図1）

　東京大学医学部附属病院22世紀医療センターが推進する大規模コホート研究ROAD (Research on Osteoarthritis Against Disability) study。都市部，農村，漁村部合わせて3,000人を対象とした研究の結果，50歳以上で立位X線像上の膝OA [Kellgren-Lawrence (K-L) 分類でグレード2以上] の患者さんは2,400万人（男性840万，女性1,560万）。そのうちX線像上の膝OAで痛みを有する患者数は820万人（男性210万，女性610万）と推計される。つまりX線像上の膝OAグレードによらず，OAがあって膝が痛い人は平均すると男性で25％，女性で40％であった。X線像上OAでも痛くない人のほうが多いのである。加齢によって確実にOAの程度は進むが，膝痛を自覚する人の割合がそれに伴って増加する傾向は強くない。女性のほうが膝痛を感じる人が多く，加齢に伴って膝痛が増す一方なことは明らかである。つまり，軟骨が減ると痛い人が増すわけでもない[3]。

図1　ROAD study（わが国の約3,000人を対象としたコホート研究）

50歳以上で立位X線像上の膝OA（K-L分類でグレード2以上）を示す人は日本全国で2,400万人（男性840万人，女性1,560万人）。
X線像上の膝OAで痛みを有する人の数は820万人（男性210万人，女性610万人）。
X線像上の膝OAグレードによらず，膝が痛い人は男性では平均25％，女性で40％。X線像上OAであっても，膝痛を自覚する人のほうが少ないのである。
a：X線像上の膝OA，b：X線像上の膝OAで膝痛あり。

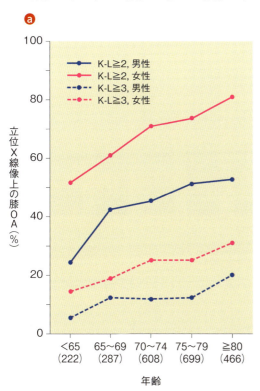
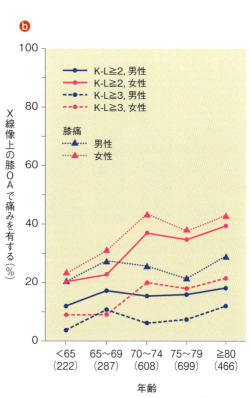

（文献3より引用）

Column

日本の人工膝関節事情（図2）

近年，日本における人工膝関節手術数は確実に増加している。年間8万件を超える。しかしROAD studyで割り出された膝OAで痛みのある患者数820万人と比べると，たったの1%である。手術大国のアメリカでさえ，人口比で日本の4.5倍の人工膝関節全置換術（TKA）しか行っていない。膝OAに対する他の手術もあるが，TKAだけでいえば膝痛の100人に1人しか人工膝関節手術を受けないのである。この数字はいかに膝痛に対する保存治療が膝痛の人にとって大切であるかを物語る。

図2 日本におけるTKA件数の推移

TKAの手術件数は年間約8万件。ROAD studyによれば，50歳以上でK-L分類グレード2以上の膝OAで痛みを有する患者数は820万人（男性210万人，女性610万人）。すなわち99％の人は人工膝関節手術を受けずに一生過ごすのである。膝痛の保存治療がいかに大切であるかがわかる。

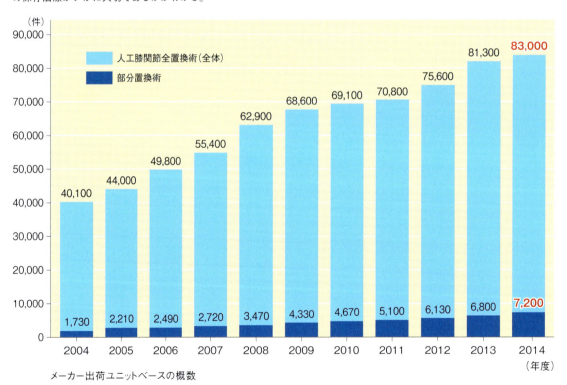

メーカー出荷ユニットベースの概数

［(株)矢野経済研究所（人工関節ドットコム）より］

全体の痛み－滑膜性の痛みとしての膝関節痛

■ 急性関節炎症状

　急性関節炎の痛みは水腫を伴い「関節全体」の痛みとして感じる。急性関節炎は，このため部位的な特徴が明らかでないこともあるが，X線像上の関節症（OA）変化が強い部分で痛みが強い傾向がある。著者の経験でも，またこれまでの報告からも慢性の関節炎症は軟骨摩耗や半月板損傷部位に強く，痛みは関節への負荷を増すと強くなる[4]。急性炎症が落ち着いてくると，炎症の原因となっている負荷の強い関節部位が明らかになってくる。

　正常関節液は黄色透明の水溶性で，量が多いと一般的に粘度が低くなる。それ以外の水腫の場合（血性，白濁，ほか），膝OAとの鑑別を有する病態を否定する必要がある（図3）[5]。

　これらの関節炎所見を認める膝痛の治療の基本は，まず関節炎のコントロールである。

　多量の水腫を伴う膝関節炎では水腫のコントロールがきわめて重要である。できる治療はすべて同時に行う。松葉杖の使用，弾性包帯による圧迫，抗炎症薬の内服，2週に1度を目安としたヒアルロン酸製剤の注射などを行う。ヒアルロン酸注射の間隔は水腫の多いときには週1度とする。クーリングや朝に湿布などを行う。クーリングは20分，10分の中断，必要ならさらに20分行う。あまり冷たくせず，水枕を勧める（図4）。

　弾性包帯による圧迫は軽視されがちだが，有効であり大切である（図5）。またもっと大切なのは，本人が関節炎を抑えることの大切さを自覚し活動量をコントロールすることであり，多くの場合，月単位の我慢が必要である。頻回の水腫の排液と同時に行うヒアルロン酸の投与のみでは，繰り返す水腫のコントロールがうまくいかないことも少なくない。コン

図3　右膝の繰り返す大量の水腫

40歳代，女性。関節リウマチは否定的だったが，著明な右膝の腫脹（a）と熱感を繰り返し，治療に抵抗した。関節液は基本的に黄色でやや粘度は低く，易出血性で吸引を続けると血性になった（b）。関節炎のコントロールを膠原病リウマチ内科にお願いした。

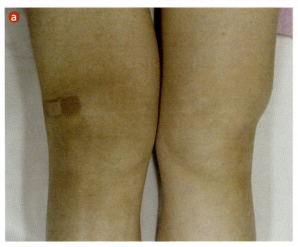
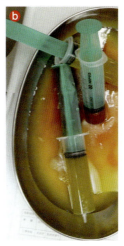

図4 患部の冷却

アイシングはいろいろな方法で行われるが，あまり温度が低いと低温やけどを起こす危険性がある。安全に繰り返すことができるので，水枕が著者のお勧めである。熱感があっても必ずしも冷やす必要はない。特に改善傾向がみられてからは，むしろ保温が大切であろう。

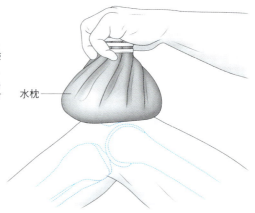

図5 膝関節水腫に対する圧迫処置

冷却と同時に大切なのが圧迫である。繰り返す関節の腫脹に対し圧迫せずに冷やすだけではコントロールできないことも多い。
a：圧迫用の包帯も市販されているが，通常の弾性包帯でよい。
b：関節血腫を認めた患者さんに対する排液した血腫と弾性包帯による，タイツの上からの圧迫である。

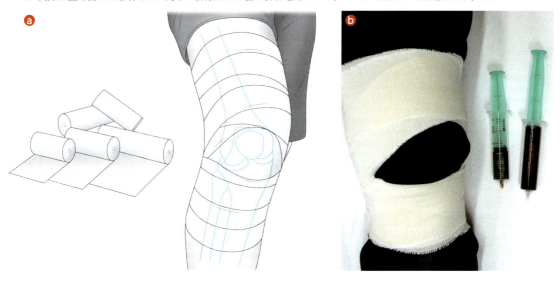

トロールの決め手は弾性包帯による関節の圧迫と，松葉杖による荷重負荷のコントロール，何よりも患者さんの自覚と努力が必要である。

　急性水腫の場合には，ステロイドの関節内投与も考慮される。しかしながらどうしてもコントロールできない例でのみ検討する。作用期間を考えるとケナコルト（販売名：ケナコルト-A筋注用関節腔内用水懸注40mg/1mL；トリアムシノロンアセトニド水性懸濁注射液）が効果的と考えられる。ケナコルトは作用期間が長いために長期にわたって組織治癒能力の低下を起こす。また適正な投与量は不明な部分も多い。従って頻回投与は厳に慎むべきであり，最低6カ月の期間をあけたい。また効果が劇的なために，患者さんが現状を甘くみることがある。逆効果になり，かえって病態を悪化させる危険性もある。著者のステロイド関節内投与例は，この20年間3例の経験があるのみである。最近は，気持ち適応が

図6 術後の感染が疑われた関節炎
術後1カ月半。関節液は白濁しており，検鏡では著明な白血球増多が認められたが，細菌は検出されなかった。その後順調な経過をたどった。

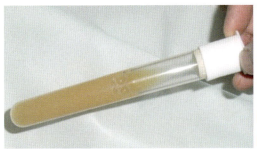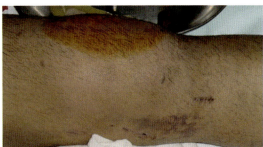

甘くなっている。

　関節水腫のコントロールがどうしてもうまくいかない例では，関節リウマチを代表とする膠原病の一症状として水腫が表れている可能性や感染症，痛風や偽痛風の結晶性関節炎の可能性を検索する必要がある。血算，CRP，抗CCP抗体，抗核抗体をはじめとする血液検査を行う。必要であれば関節液の細菌検査，結晶の存在を検査する。他部位の関節炎の有無の確認も大切である。コントロールがうまくいかない関節炎症例では診断の確定が大切である。また「この症例は普通でない」という，感性が大切だと思う。どうしても水腫がとりきれない関節炎に対して，リウマチ膠原病内科に薬物治療をお願いしたこともある。

　白濁しているような関節水腫をみることもときにある。検鏡では非常に多い白血球が観察されるが，細菌培養を行っても感染が否定されることが大多数だった。このような急性関節炎の背景の原因について，著者はまだ理解していない（図6）。

■ 慢性関節炎症状

　急性関節炎症状が改善し，水腫を認めなくなっても，特に膝OAをX線像上認める例では熱っぽさがとりきれず，腫脹が軽度あり症状がすっきりしない例がある。慢性関節炎状態である。この状態が長期間改善されないと急激に軟骨摩耗が進む。できるだけ早期に離脱したい。このような膝OAの進行には軟骨の変性と関節の炎症の複雑なメカニズムが報告されている（図7）。このような例では日常の活動性が基本的に高い傾向がある。また関節炎を起こしやすい遺伝的な素因を感じさせる例もある。あるいは，わかっていてもやめられない，またやりたい事情がある。そのような例に対しては，予防的な内服や継続的なヒアルロン酸の関節注射を行う。しかしコントロールがうまくできない限り，軟骨摩耗は進み，真の治癒は得られない。たとえコントロールがうまくいっても長期的にみると膝OAは進行していることが多い（図7）[6]。避けられない関節面への力学的負荷による，弱くなった軟骨の摩耗である。いくら膝痛をよくコントロールしても，一般的には1年後に関節裂隙狭小化の進行を認めることが大多数である（図8）。

図7 膝OAにおける炎症のメカニズム

OAは軟骨変性を基盤とした関節疾患であり，関節内の炎症は力学的素因や小外傷によって軟骨摩耗粉が生じ，加えてその患者さんの炎症素因もあって誘発される[6]。しかし関節痛を説明する場合に関節内の炎症に限った疼痛の説明は十分とはいえない。

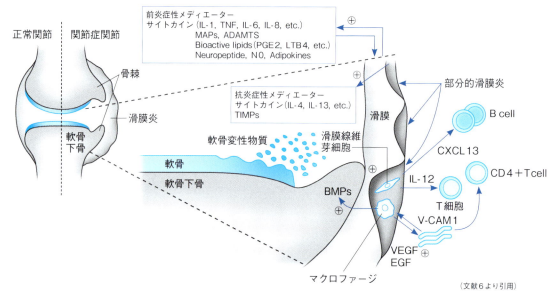

（文献6より引用）

図8 弱くなった軟骨の摩耗

48歳，女性。
過去の症例から，症状は進行せずに軟骨摩耗の明らかな例を探してみたが適切な症例を見出せなかった。厳しい目でみると，症状が安定してコントロールできていても，関節裂隙の狭小化は進んでいく例が大多数である。ごくまれにX線像上の膝OAが軽度な例では進行を認めないことがある。
a：初診時の荷重位X線像
b：aの2年1カ月後の荷重位X線像。関節裂隙の狭小化の進行を認めない。

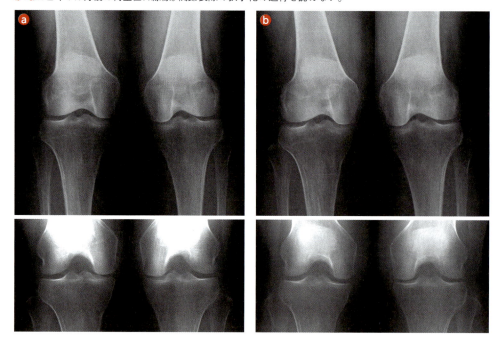

いろいろな膝痛 I

Column

膝OAにおける関節内炎症と膝を取り巻く腱付着部障害痛(図9)

膝の痛みの層別分類関節痛は，発痛構造の層でとらえることが必要であり，関節内・外に分けて治療するべきである(図10)。

図9 膝前部痛の由来組織

腱・靱帯付着部障害による痛みの発生メカニズムが当てはまる。加齢や過負荷，外傷などの刺激が加わって関節内にいろいろな滑膜炎症を生じ，周囲の組織の疼痛閾値が下がる。同時に痛い関節を支えようとして組織の過負荷が生じ，さらに痛みを感じやすくなる。関節内の炎症が治まっても周囲組織に生じた疼痛は消退しないこともまれでない。その疼痛の場となる部位が腱・靱帯付着部であり，筋腱移行部である。

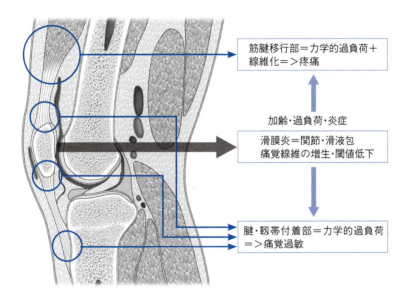

図10 膝の痛みの層別分類

関節痛は発痛構造の層でとらえることが必要であり，関節内・外に分けて治療するべきである。

関節内痛＝軟骨摩耗
関節内の炎症は関節周囲も変化させ，痛みを感じやすくする

(膝蓋下脂肪体痛)
関節境界痛：滑膜関節包

関節外痛＝線維症
- 関節周囲痛：関節包
  (膝蓋支帯；小靱帯)
- 関節支持軟部組織痛：筋腱
  (付着部，移行部；筋実質，筋膜)
- 関節支持骨組織痛：骨膜，骨実質

9

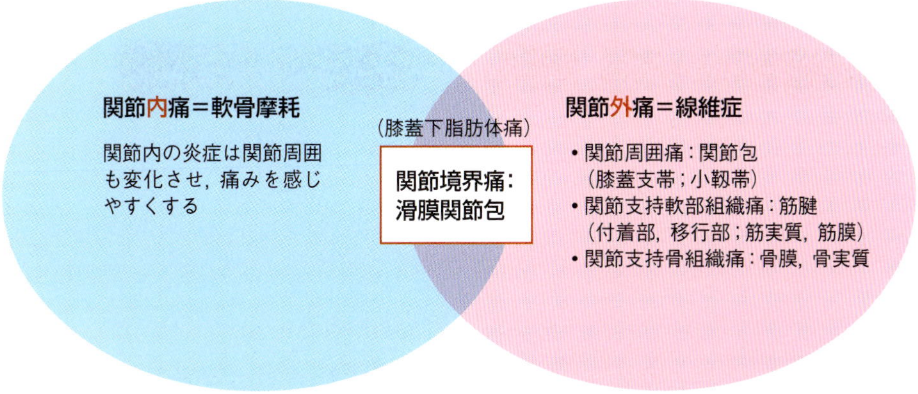

膝前部痛

■ 膝蓋骨周囲痛としての滑膜軟骨移行部痛

　リドカイン®(キシロカイン)のような局所麻酔薬やヒアルロン酸製剤の関節内注射により，その患者さんの膝痛がどの程度一時的に改善するかを検討することは，膝痛の由来組織を考えるうえで大切である［リドカイン®テスト(p.33コラム参照)][7]。局所麻酔薬の関節内注射で一時的に消失する痛みはすべて関節を裏打ちする滑膜由来と考えてよい。一方，同じ患者さんの膝痛が，膝全体の関節炎の消退によってその性質を変える可能性があること，そしてそれがまれでないことをよく理解しておく必要がある(膝前部痛の由来組織や「炎症」の質の変化)。

　痛点ストレッチの最も効果の高い疼痛は膝蓋骨周囲の痛みであり，また膝蓋骨周囲の痛みは膝痛のなかで最も多い。たとえ膝OAがX線像上最もOA所見が強いのが内側である内側型や外側である外側型であっても，膝荷重屈伸動作で痛みを訴える症例では，膝前部痛，すなわち膝蓋骨周囲の痛みを証明できることが多く，疼痛治療の対象になる。

　膝蓋骨を8方向から，その中心に向かってゆっくり痛みが誘発されるまで動かすと，症例によって異なる方向と強さで痛みが誘発される。それらの痛みの大部分は局所麻酔薬の関節内注射によって一時的に消失する(図11)。

■ 膝蓋骨の8方向の移動ストレッチと膝前部痛

　関節内麻酔薬投与による痛みの消失には傾向がある。膝蓋骨の下から上へのストレッチ痛はほぼ消失する。上から下へのストレッチ痛は遺残することがある。一般的に膝蓋骨の下から上(下内，下外も含む)への誘発痛は最も頻度が高く，痛みの程度も強い。これらの誘発痛は滑膜軟骨移行部痛と理解すべきである(図12)。しかしそれらの痛みがヒアルロン酸関節内注射や鎮痛薬の内服では長期的に改善させられないことはこれまでの経験から明らかである。これらの痛みに対する膝蓋骨の痛点ストレッチの有効性はきわめて高い。これ

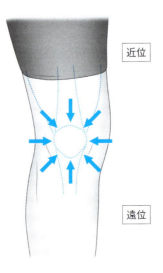

図11　8方向の膝蓋骨の他動的移動動作と部位による誘発痛の有無と痛みの程度の違い

らの痛みの部位と痛みの背景を考えると，発痛部位としては膝蓋骨周囲の滑膜軟骨移行部とするのが妥当であろう[8]。痛みのメカニズムとしてはタナ組織を含めた滑膜軟骨移行部の線維化とある種の癒着が想定される。これらの変化は関節炎症の結果や，明らかな関節炎症状を伴わなくても運動の繰り返し，加齢などによって起こると考えられる。

膝蓋骨の上から下へのストレッチ痛は，局所麻酔薬の関節内投与では消失しない部分が認められる。従って上から下へのストレッチの誘発痛には，滑膜膝蓋骨移行部以外の疼痛も含まれていることが推測される。膝蓋骨の上から下へのストレッチ痛を認める例では，一方の指で膝蓋骨の下への動きを止めて，上から膝蓋骨を押しても誘発痛が認められることがある（図13）。つまり大腿筋腱骨移行部の付着部痛の要素があるといえる。付着部痛としての大腿筋腱の膝蓋骨付着部や膝蓋骨骨膜の圧痛を認める。骨膜痛である。そのような例ではさらに近位の大腿直筋や，広筋群の圧痛が認められることが少なくない。筋筋膜性の疼痛である。

筋筋膜性の疼痛の改善にはいわゆるマッサージと筋間や筋膜付着部の圧痛点のほぐしや指圧が効果的である。また筋自体の強マッサージが効果的で，立位や腹臥位で膝の前面を伸ばす一般的なストレッチ運動が必要である。大腿四頭筋に由来する疼痛に対しては筋筋

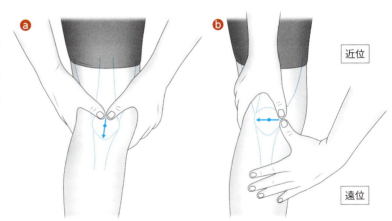

図12 痛点ストレッチ

8方向から他動的に膝蓋骨を移動した際の誘発痛のある部位にはパターンと，部位による意義がある。この移動動作（痛点ストレッチ）が膝痛の診断や治療に非常に役立つ。
a：上から下
b：内から外

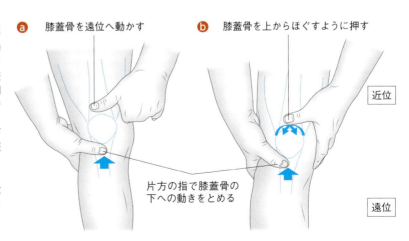

図13 痛みの誘発部位の特定

8方向から他動的に膝蓋骨を移動 膝蓋骨の8方向の痛みの誘発される組織が骨膜であるのか，膝蓋骨を裏打ちする滑膜なのか，不明な場合もある。特に膝蓋骨近位からの移動時痛がある場合である。その際，片方の指で膝蓋骨の下への動きを止めて，上から膝蓋骨をほぐすように押してみる。そのとき誘発痛があれば，少なくとも痛みを生じている組織が大腿筋膜の膝蓋骨付着部にあると判断する。

a 膝蓋骨を遠位へ動かす
b 膝蓋骨を上からほぐすように押す

片方の指で膝蓋骨の下への動きをとめる

膜組織のストレッチが大切あり，大腿直筋が屈曲作用をもつ股関節も含めてストレッチをすることが基本である。いわゆる筋筋膜性疼痛に対しては寒冷時・夜間の下肢全体の保温が大切である。睡眠障害を伴う例では，鎮痛薬の頓服も効果がある。筋痙攣を伴うような疼痛に対しては芍薬甘草湯が効果的である。

膝蓋骨を外側から内側に移動した際に最も痛い例では，滑膜軟骨移行部痛と外側支帯の膝蓋骨付着部の痛みが混合していると考えられる例が多い。このような痛みの頻度は高い。膝蓋骨の下外側からのストレッチは膝蓋骨の可動性がなくても非常に痛い例が少なくなく，疼痛緩和の効果は大きい。外側支帯は外側広筋筋膜や大腿筋膜張筋・腸脛靱帯，外側筋間中隔複合体の一部と考えられ，それらの疼痛の改善には大腿筋膜張筋・腸脛靱帯のストレッチが大切である。方法としては大腿の外側，大腿筋膜張筋の圧痛部位を近位から遠位へとほぐしと指圧を行うとよい。もちろん筋自体のストレッチ運動も加えたほうがよいが，易しい方法ではない。

膝蓋骨を内側から外側に移動した際に最も痛い例も少なくない。多くは内側膝蓋支帯の疼痛と膝蓋骨下内側の滑膜膝蓋骨移行部痛が混合している例が多く，下内側からの痛点ストレッチと膝蓋支帯に沿った指圧が効果的である。内側膝蓋支帯の遠位付着部位は脛骨骨膜に移行している。従って骨膜の圧痛部位（内側膝蓋支帯）の指圧が効果的である。

同部位（脛骨近位前内側）の疼痛は，内反膝で急な歩行時痛や慢性的なとれない痛みを生じる原因（部位）になる。X線像上OAが認められなくとも生じる疼痛部位であるが，内側型OAでも同部位の圧痛は多い。中等度以上の内側型OAでは同部位に骨棘を生じることが多く，骨棘上の指圧が疼痛緩和に効果的である（図14）。

膝前部痛として忘れてならないのが，膝蓋腱上の圧痛である。圧痛自体は健側でも認めることが多いが，痛みを感じている例では膝蓋腱が硬く感じられる。これらの背景には膝蓋下脂肪体の線維化と痛覚閾値の低下が想定される。ストレッチが有効であり，手技としては両母指を重ねて圧痛部位の硬い部分をほぐすように押す。少し内側外側にゆするように動かす（ほぐす）と効果的である（図15）。多くの例では膝蓋腱の外側部が硬く痛い。

しかし膝蓋下脂肪体の腫脹を伴い自発痛のある例では別の対応が必要である。

■ 膝蓋腱炎（症）

ジャンプを繰り返すスポーツ選手で多く認められる障害である。著者はバレーボール選手に数多くかかわってきたこともあり，バレーボール選手での膝蓋腱炎の経験が多い。バレーボール選手の膝蓋腱炎は，いわゆる身体の硬い選手では経験が少ない。むしろ柔らかい印象の身体をもつ選手に多い。その他サッカー選手や野球選手の経験もあるが，なかには腱の炎症を繰り返し，癒着や組織の膨化を伴って硬くもろくなって痛い選手もいる。いずれにせよ膝蓋腱炎の本体は膝蓋腱近位，膝蓋骨遠位への膝蓋腱付着部障害である。

確定診断として，診断基準などは広く認められているものはないと考える。「ジャンプを繰り返すスポーツ選手の膝蓋骨下極付近の疼痛例」などとあいまいに定義されている。この定義では特異的な治療を行うことができないので，広義の膝蓋腱炎としたい。伸展位の

図14 進行期末期のOA

内側型のOAや内反変形のある膝では脛骨前内側近位に強い疼痛を訴え，脛骨前内側に強い圧痛(a，星印)を認めることがまれでない。特に進行期末期のOAでは同部位には骨棘が形成される(b，矢印)。圧痛のある骨膜は内側膝蓋支帯の脛骨骨膜への移行部と考えている。一方，骨棘上の圧痛は滑膜の付着部であり，骨棘形成が進行する部位の疼痛閾値の低下である。

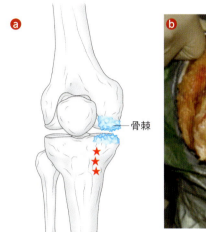
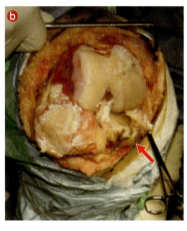

図15 膝蓋腱上のほぐし

膝前方の痛みを訴える患者さんのなかには，膝蓋腱上をほぐすように押すと強い痛みを誘発される患者さんがいる。痛みの治療にもつながる所見であり，対処法である。

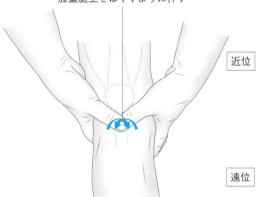

みで圧痛を生じる病態は幅広い。著者は臨床診断として片脚膝屈曲動作で膝前部痛があり，膝伸展位でも屈曲位でも膝蓋骨下極付近に圧痛を認める例を狭義の膝蓋腱炎としている。そしてMRIで膝蓋腱の近位付着部の腱の変化が認められれば，狭義の膝蓋腱炎として確定診断としてよい。腱の変化のうち，腱の膨化や膝蓋腱・膝蓋下脂肪体間の癒着は特異性に欠けるが，膝蓋腱近位端後面の高輝度像や部分断裂所見は確定的な診断根拠となる(図16)。腱炎といっても組織学的には炎症所見には乏しい「付着部障害」である。本来「症」と表現すべきである。

　病変は付着部後面から生じ，周囲の滑膜(膝蓋下脂肪体)の炎症を伴って痛みを生じ，痛みとともに，後面からの腱組織の損傷断裂が進む(図17)[9]。いわゆるEnthesis organの障害である。これまでの経験では膝蓋腱炎の治療効果の大きさや持続性は，MRI上膝蓋腱後面の断裂の有無や範囲によって決まってくる。

図16 狭義の膝蓋腱炎を疑う患者さんのMRI像

ジャンプを繰り返すスポーツに携わり，ジャンプの踏み込み時などに膝前方の痛みを訴える患者さんのうち，膝伸展位でも屈曲位でも膝蓋腱近位部に圧痛を認める例を，狭義の膝蓋腱炎とよんでいる。このような患者さんのMRI矢状断の膝蓋腱像では膝蓋腱付着部の後方が高輝度像を示したり，膝蓋腱の後方部分の断裂を疑わせる所見を示すことも少なくない。
a：膝蓋腱付着部後面の高輝度像
b：膝蓋腱近位端後面断裂像。付着部の断裂が膝蓋骨下端を回り込んで前方に及んでいるようにみえる。

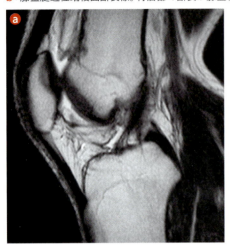
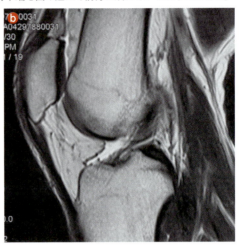

図17 膝蓋腱に膝蓋骨となす角をいろいろ変えて，10％の張力を膝蓋腱に与えた際の張力の分布と大きさ

膝蓋骨と膝蓋腱の角度が増すと全体の張力が増すのがわかる。特に膝蓋腱付着部後方での張力の増加は顕著である。⊗は膝蓋骨の回旋中心を示す。
屈曲度を増すと膝蓋腱近位付着部，特に後方の負荷が高くなることがわかる。

(Lavagnino M, et al. Patellar tendon strain is increased at the site of the jumper's knee lesion during knee flexion and tendon loading: results and cadaveric testing of a computational model. Am J Sports Med 2008；36：2110-8より転載)

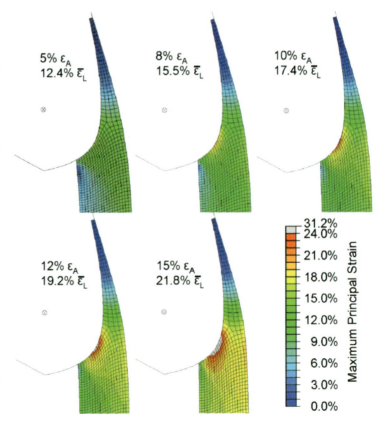

14

いろいろな膝痛

■ オズグッド-シュラッター病

　膝伸展機構の過負荷によって思春期に起こる膝蓋腱遠位の付着部である脛骨粗面の障害オズグッド-シュラッター病は有名であり，その背景として膝伸展機構の短縮や硬さ，また下肢の回旋アライメントの問題が指摘されている。ある難治性の小児例では圧痛が膝蓋腱遠位付着部より遠位の骨膜にあり，他医での通常の治療では痛みが改善しなかった。骨膜の指圧を行うことにより1～2カ月で痛みが改善し，スポーツにも支障がなくなった。また高校生以降では，思春期に発症したオズグッド-シュラッター病で剥離した遠位の骨膜が骨性に成長し，付着部で偽関節様の痛みを起こす例がまれでない。それらに対しては骨片切除で全例スポーツ復帰が可能となった。小児思春期時期のオズグッド-シュラッター病が成人のスポーツ選手で問題になった例は記憶にない（図18）。

図18　オズグッド-シュラッター病の症例

18歳，女性。バレーボール選手。現在両膝ともに脛骨粗面部の疼痛はない。

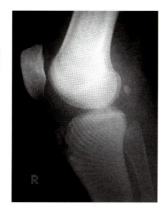
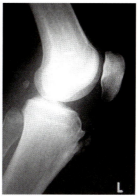

Column

スポーツ選手に対する膝蓋骨ストレッチ法（図19）

　スポーツ選手のジャンプや踏み込み動作における膝前部痛は多い。スポーツでは非常に大きな力が膝伸展機構に加わる。そのなかで痛みの中心である膝蓋骨周囲の痛みで，滑膜膝蓋骨移行部と考えられる痛みは頻度が高い。しかし彼らに対する通常の痛点ストレッチは誘発痛が少ないことも珍しくない。そのような例では，両手で軽く膝を持ち上げて屈曲20°程度にし，その姿勢で膝蓋骨を下から，または下内側，下外側から両母指で移動させる。この時点では誘発痛はないこともある。膝蓋骨を移動させたままゆっくり伸展すると強い誘発痛が生じる例がある（図19）。このような例ではこの手技の自主ケアによって重い膝の感覚がなくなり，痛みが気にならなくなることがある。これを「スポーツ痛点ストレッチ」として指導する場合もある。軽度屈曲位の膝蓋骨ストレッチで同様の効果を示せることもある。

　しかしながらこのような対象となるスポーツ選手では，基盤となった軽度の関節炎症状のコントロールが大切であり，施行前にヒアルロン酸の関節内注射や予防的なCOX-2阻害薬の内服を行い，炎症を抑えておくことも必要である。また狭義の膝蓋腱炎の例ではこの膝蓋骨のストレッチ効果が少ない。基本的な膝蓋骨の可動性の獲得と維持は必要である。しかし膝蓋骨の可動性の獲得のみでは狭義の膝蓋腱炎痛を解消させるには不十分である。

図19　スポーツ痛点ストレッチ手技

スポーツ選手では膝前部痛を訴えるが，いわゆる8方向の膝蓋骨の痛点ストレッチ操作では，誘発痛が現れないこともある。しかしこのような患者さんの膝を軽度屈曲位で，主に遠位から近位方向に膝蓋骨を移動させると疼痛が誘発されることがある(a)。さらに膝軽度屈曲位で膝蓋骨を近位に移動させた状態で膝を他動的に伸展すると(b)，強い誘発痛がある。この手技を本人に会得していただくことで，疼痛のコントロールが格段にうまくいくようになることもある。この手技を「スポーツ痛点ストレッチ」とよんで，この手技が疼痛コントロールに有効な選手に指導している。

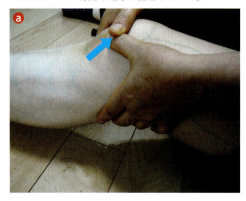 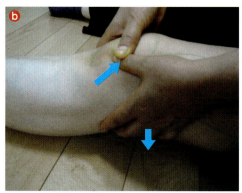

Column

腱・靱帯付着部痛・骨膜痛に対する体外衝撃波治療(ESWT)の効果と可能性の考察

　腱・靱帯付着部障害に対していわゆる骨膜痛の治療には苦慮している。骨膜の指圧で痛みの軽減効果は得られるが，長続きしない。また取り切れない痛みも珍しくない。ESWT (extracorporeal shock wave therapy)はそのような骨膜痛に効果があるのではないかと想像している。ESWTの効果のエビデンスは高まっているが，足底腱膜炎に対する効果が広く知られている。しかし足底腱膜を取り巻く解剖は複雑であり，他の治療法で効果の少ない痛みがESWTによって特異的に改善されているのか，著者には十分な経験がないためわからない。ESWTの効果がもっと解剖学的に，また疼痛部位的に解析され評価されることを期待する[10,11]。

■ 膝蓋下脂肪体の痛み

　膝前部痛を訴える患者さんのなかには，疲労時，夜間，寒冷によって重い，いやなしつこい前方の痛みを訴える患者さんがいる。膝蓋骨の遠位部は腫脹を認め，中央に走る膝蓋腱をまたいで腫れてみえる。熱感はない。通常NSAIDsは無効である。いやな痛みは負荷が大きい動作でより強くなるが，安静時痛があるのが特徴である。腫れは膝蓋下脂肪体と考えられる（図20）。膝蓋下脂肪体が原因の膝痛としてHoffa病が有名である[12〜17]。しかし昔から有名なHoffa病は，著者の経験したあまり数の多くない膝蓋下脂肪体炎とは異なると感じる。このような患者さんの膝蓋腱上を押すと誘発痛がある。これらの膝蓋下脂肪体痛に痛点ストレッチは効果がないばかりか痛みを悪化させる。痛みは通常のような動作時痛と異なり，鈍く重い安静時痛を含む痛みである。膝蓋下脂肪体には多くの血管神経が分布し，膝内部の組織のなかで最も痛みに敏感であることが報告されている[18]。脂肪体炎という全身性の炎症性疾患も唱えられているが，その部分症として膝蓋下脂肪体炎も挙げられている。脂肪体性関節症[19,20]という概念もあるようである。

図20 プレガバリン（リリカ®）の内服が効果のあった膝蓋下脂肪体由来と考えられる痛み

高校3年，女性。中学2年のときスキーで右膝を捻挫し，その後右膝痛が持続。右足に力が入ると必ず痛く，冬が最もつらい。痛みを我慢しつつ，ダンス部でヒップホップ系ダンスを膝蓋骨装具をつけながら継続していた。

a：視診では，膝蓋腱をまたいだ腫れがみられる。関節の熱感や水腫貯留なし。リリカ®を通常50mg，1日1回投与したところいやな痛みに特効的に効果があった。
b：単純X線像。膝蓋骨の外方傾斜が強い。その他の異常は認めない。

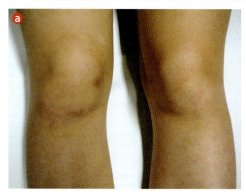
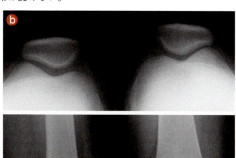
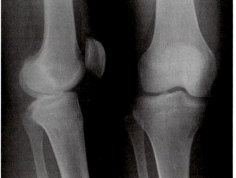

> **Column**

膝蓋下脂肪体の痛みに対する治療

　著者はこの膝蓋下脂肪体(IFP)の痛みを,「神経障害性疼痛」と推定して,プレガバリン(リリカ®)の投与を試みた。はじめ数年来診ていたIFP炎疑いの患者さんに用法用量に従って75mg錠を処方した。しかし副作用が強く,患者さんには強いふらつきや眠気が現れ,内服を継続できなかった。そこで25mg錠を2錠内服してみたところ,痛みはあるがいやな感じの改善を認めた。それから数年,リリカ®をきっかけに膝痛はあるもののいやな痛みではなくなり,筋力強化もできて力も付いてきた。現在,痛みはあるがあまり気にならず,膝に負荷をかけすぎたり冷やさなければ,許容できる状態に落ち着いている。現在リリカ®自体はほとんど内服する必要はない。その他にもこのようなIFP炎を疑う患者さんはときどきいる。例外なくリリカ®がそのいやな痛みを改善することに役立っている。このIFP炎の男女比はほぼ1対1で,年齢は10歳代〜50歳代までと幅が広い。

　膝蓋下脂肪体は膝伸展機構の一部として,また膝前面のクッションなどとして機能するが,OAにおける病態や疼痛のメカニズムについては不明な部分も少なくない。IFPは神経・血管に富み,外傷や術後,また加齢などによって癒着や線維化を起こすと痛みの原因になる。しかし通常は硬く腫れることは少なく,膝蓋腱上をもみほぐすことで症状の改善がある。著者の感じるIFP炎はかなり特異的な膝痛である。

■ 大腿四頭筋痛による膝前方の痛み

　大腿四頭筋のうち,広筋(内側,中間,外側)は一関節筋で抗重力筋である。一関節筋は疲労のための疼痛が出やすい。長時間の立位や歩行が疲労痛の原因となる。それぞれの広筋で圧痛部位に特徴がある。

　内側広筋では遠位の大腿骨付着部,内側筋間中隔部,内側広筋の内縁沿いに圧痛部位は多く,近位の停止部に沿って近位外側に圧痛部位は移行する(**図21**)。高齢者では内側広筋の遠位付着部に強い痛みを訴えることがある。ジャンプを繰り返すスポーツ選手では内側広筋の近位端で中間広筋と境界を接する部分での筋損傷は少なくないが,かなり近位であり膝痛と鑑別の必要はない。中間広筋の筋肉痛はあまり明らかでないが,内側広筋との境界部と外側広筋の境界部で圧痛が多い。

　一方,大腿四頭筋のなかで唯一の二関節筋である大腿直筋の膝痛における関与はあまり明瞭でないが,大腿筋腱の膝蓋骨付着部障害として膝痛が認められることがある。

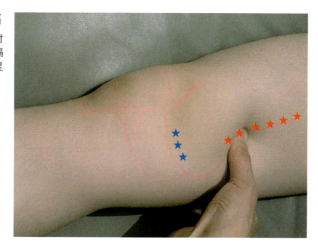

図21 内側広筋付着部痛
内側広筋では遠位の大腿骨付着部(青星印),内側筋間中隔部,内側広筋の内縁沿い(赤星印)に圧痛部位は多い。

内側の痛み

　内側型の膝OAは最も多い。二足歩行をするヒトの膝内側への負荷が根本的に大きいために,OAが明らかでない人でも内側の痛みは少なくない。しかし内側型のOAが必ずしも関節内側の痛みを生じるとは限らない。著者は患者さんの訴えから数種のパターンに区別して対応する。

■ 動き始めの痛み

　動き始めの痛みは最も高い頻度の痛みであり,部位的には特異性がない。多くは関節炎後の滑膜の癒着や線維化を基盤として生じる膝伸展機構に関連した痛みである。また膝OAの程度が進行したり,高齢になれば膝関節の周囲を支える筋組織を含む関節周囲組織の柔軟性は低下し,動き出しの痛みは日常的な痛みになる。

■ 歩行時の前内側部の強い疼痛

　OAのX線グレードにかかわらず,ときに認められる症状である。かなりつらい痛みで,著者も一度経験がある。解剖学的には内側膝蓋支帯の脛骨前内側近位付着部の疼痛である(図14)。前方の痛みとして訴えられることもある。基盤にはO脚を伴う内側への荷重負荷の蓄積がある。患者さんには動きすぎ・疲れの蓄積が基盤にあると説明する。NSAIDsの内服はほとんど無効である。休んでもあまり劇的な改善はない。このような,著者が「骨膜痛」とよんでいる痛みに対する薬物治療はほとんど無効である。

　このような骨膜痛に対して,痛点ストレッチの効果は大きい。しかしここでいうストレッチは行為としては,骨上の痛い点を押す「指圧」になる。5秒ずつ,かなりの痛みをこらえながら1〜2分,場所を移動しながら繰り返す。しばらくすると,うそのように楽に歩ける

ようになる。ほぼ例外のない膝痛の「ごまかし」治療である。これらは所詮ごまかしであり，その効果は内側のOAグレードの進行とともに落ちてくる。一方K-L分類グレード4で軟骨が消失して，さらに荷重部の骨も摩耗してきている多くの患者さんでも疼痛緩和効果がある。同部位の痛みはこの「指圧」でコントロールされることもしばしばである（図22）。

　K-L分類のグレードを進めない努力，すなわち軟骨組織の温存は痛みのごまかし治療とは別次元の問題，むしろ相対する両立しにくい問題である。保存治療の効果の継続性を高め，長続きさせるためにきわめて重要な膝OA治療の努力目標である。

図22　指圧による痛みのコントロール
K-L分類グレード3〜4で軟骨が消失してさらに荷重部の骨も摩耗してきている多くの患者さんでも，痛点ストレッチの疼痛緩和効果はある。そのような患者さんではアライメント変化が強くなく，外側スラストも目立たない傾向があるようである。
82歳，女性。膝痛は数年間自主訓練のみでコントロールされている。

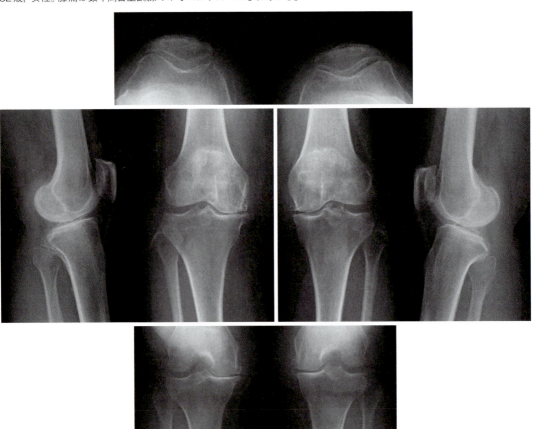

Column

内側関節裂隙部の圧痛

　教室（東京医科歯科大学）での術前カンファレンスの折に，内側型OAに対するTKAの術前評価で，「内側関節裂隙痛あり」と，気軽にプレゼンをする医師が多い．しかしながら著者の経験では真の（？）内側関節裂隙痛はそれほど頻度が高くない．さらにTKAの適応になる高度のOA患者さんではその頻度はさらに低いと感じている．なぜそのような判断の違いができるのか？　それは関節裂隙の圧痛を適当に判断しているからであろう．実際に中央の内側裂隙圧痛は少ない．関節炎が明らかな例くらいであろうか．

　内側中央の裂隙の痛みを強く訴える患者さんでは裂隙の5～10mm程度遠位，脛骨上に強い圧痛を認める．その部位はMCL深層の脛骨付着部と判断される．線維性関節包の付着部である（図23a）．同部位の強い疼痛を訴える例の共通点はあまり明らかではない．関節炎症状の消退後に現れる，内側型OA（X線像で正常であっても）による痛みと解釈している．靭帯骨付着部障害と判断できる（図23b）[21]．これらの痛みの治療の基本は関節炎症状のコントロール下に圧痛点へのヒアルロン酸注射と付着部骨への指圧である．かなり痛みが強い例もあるのだが，関節内注射の一時的な除痛効果も少なく，治療側も困難を感じる場合もある．しかし痛みとしては重大な背景はなく，うまく痛みをコントロールできれば長期的にも問題は少ない．

　一方，半月板損傷の身体所見として関節裂隙の圧痛は有名なMcMurrayテストよりも感度の高い検査と報告されている．半月板損傷では関節裂隙が存在するので意義が高いのかもしれない[22]．しかし初期の膝OAでもMRIで80％に半月板の異常を認めるので半月板損傷自体の意義も再考して整理しなければならないと考える．

図23　MCL深層組織

a：内側側副靭帯の深層と内側構造，b：OA膝のMRI．
MFC：大腿骨関節面，MM：内側半月板，MTP：脛骨関節面，MF：大腿骨側冠状靭帯，MT：脛骨側冠状靭帯，＊：MCL浅層の大腿骨付着部，sMCL：内側側副靭帯浅層，dMCL：内側側副靭帯深層．

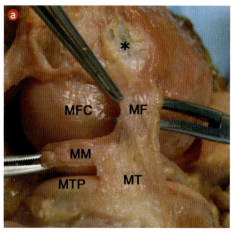
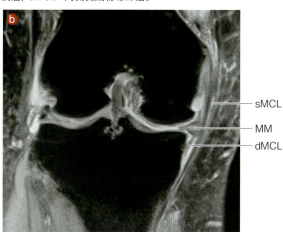

（LaPrade RF, et al. The anatomy of the medial part of the knee. J Bone Joint Surg Am 2007；89：2000-10．より転載）

■ 内側の過負荷を基盤とした後内側痛

　膝伸展角度が維持されている例では，膝内側への過負荷で起こるのは脛骨前内側痛が多いようである。しかし膝の後方内側の痛みを強く訴える患者さんも少なくない。これらの患者さんの共通点は関節炎のコントロールが十分でないこと，体重が重いこと，伸展制限があることである。伸展制限は拘縮ではなく機能的なものである場合もある。伸展はできるが膝を曲げて歩く例である。

　このような例の圧痛点は内側裂隙の後方，裂隙より1cm位遠位である。同部位は半膜様筋(semimembranosus；SM)腱 direct head の付着部と判断している(図24)。同部位の圧痛には30年前から気付いていた。なぜならその当時，ときどき行っていた内側半月板の切除術後の患者さんでは例外なく術後一時期に後方内側を痛がった。圧痛点を探すと，最大圧痛点は切除した裂隙部分よりもやや遠位なのである。

　同部位の治療は，関節炎のコントロールと伸展制限の改善，膝屈筋の強化，さらに圧痛点のほぐしと指圧と内側ハムストリングの強マッサージである。非常に強い痛みを訴える例ではヒアルロン酸に1mLの局所麻酔薬を混入して圧痛部位に注射する。腱・腱鞘間に注入する必要がある。深く注入すると効果は少ない。これらを繰り返すことで大多数の例では同部位の疼痛がコントロールできる。

図24 半膜様筋(SM)腱 direct head の付着部

SM腱 direct head の付着部は脛骨関節面の1cm遠位で脛骨内側後縁の1cm前方(星印)。圧痛のある例では索状に触れることが多い。
内側型のOAや内反膝で内側の疲労があり，屈曲拘縮の傾向がある膝である。

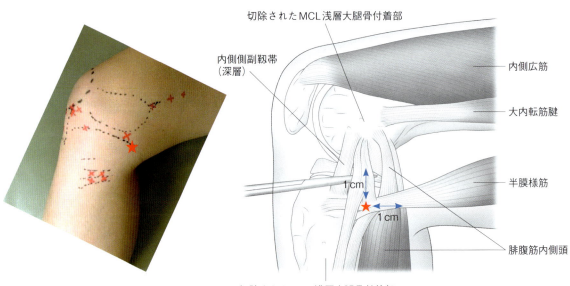

Column

半膜様筋症候群

　ときにSMの付着部が膝の屈伸やねじり動作によって大きな引っかかりを生じることがある。半膜様筋症候群といわれることもある。膝がはずれるような感覚があり，内側半月板損傷と誤診されることもある。圧痛点の解剖学的な理解を深めれば半月板損傷と誤ることはあまりないと感じる（図25）。SMは膝の後内側を支える大切な構造で，付着部は5枝に分枝して脛骨近位に付着する。SMは膝伸展位からの屈曲と，一関節筋としての荷重分担能が大きい。疲労する筋肉である。一方，ACL再建術の移植腱としてよく用いられる半腱様筋（semitendinosus；ST）は膝の屈曲運動，特に屈曲位からの膝曲げを主体的に司る。膝を屈曲する（動かす）筋肉である。その採取によって膝屈曲位からの屈曲筋力が低下する。しかしMRI上，採取したSTは75％程度は再生し筋力も改善する傾向がある。一方，遠位の脛骨への付着部は長期間経過しても再生しないと報告されている[23]。両側ACL再建症例の15年以上経過したスキー選手では，ST側は筋トレでハムストリングが攣ることが困り，術後25年以上経過したBTB（bone tendon bone）側はSMの引っかかりに悩まされていた。

図25 半膜様筋腱付着部炎

久しぶりに来院した左BTBによるACL再建例。術後25年。膝の屈伸やねじり動作によって大きな引っかかりを生じることがあり，内側半月板（MM）の損傷と診断された（矢頭は軽度の変性を認めるMM）。伸展筋力の低下があり，半膜様筋腱の付着部付近が膨化する（矢印）と，膝がはずれるような感覚があり，MM損傷と誤診されることもある。半膜様筋症候群とよばれることもある。付着部のケアと伸展筋力の強化を指示した。3カ月後症状は軽減してきた。ちなみに右側は半腱様筋腱による二重束再建術を15年前に受けた。
a：立位X線像伸展位，b：45°屈曲位，c：MRI横断像，d：MRI矢状断像。

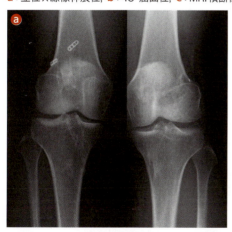
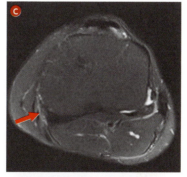
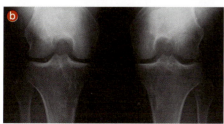
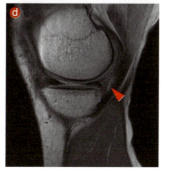

Column

「クリーニング」の効果

　スポーツ選手の関節障害に対する「クリーニング」という治療概念が存在する(文献を検索したがみつからなかった)。著者には納得しにくい手術であるが、ときに効果があるようだ(図26)。McMurrayテスト陽性例はときに膝蓋骨周囲の引っかかりであることもある。これらをとることが効果の基本だろうか？　このような症例は身体的には硬く痛みの閾値が低い傾向がある。

　何らかのスポーツ選手の障害に対して関節鏡視し、目でみえる表面を滑らかにしたり、目でみて引っかかると想像される構造を削る。著者の疼痛治療の考え方と相反する、嫌いな概念である。しかしながら選手にとって広く受け入れられているという側面もある。手術は一大決心であり、術後のリハビリもとても一生懸命に行う。手術は長期離脱のエクスキューズにもなる。一生懸命行う長期間のリハビリの理由を与えている効果以上に、その意義はあるのだろうか。手術を行わなくてもそれだけの期間まじめに保存治療を行えば同じ結果が得られると著者は信じている。しかし選手には概して不評でない。

　手術は時間を要する治療の入り口にあるという位置付けがある。もっと予防と先取治療を駆使して、ブランクなく選手生命をまっとうさせたい。

図26 安易な McMurray テスト陽性例には要注意

18歳、女性。バレーボール選手。
以前より繰り返すキャッチングがあったが、ロッキングを起こし受診。ROM－30/70、疼痛＋＋。
a：MRIで MM 後節の変性断裂と中節の逸脱を認めた。
b：関節鏡所見。内側半月板断裂不明。滑膜増殖が著明であり、内側の線維性束と対応する内側顆軟骨に線維化を認めた。線維束の切除によって症状は軽快し、競技に復帰した。

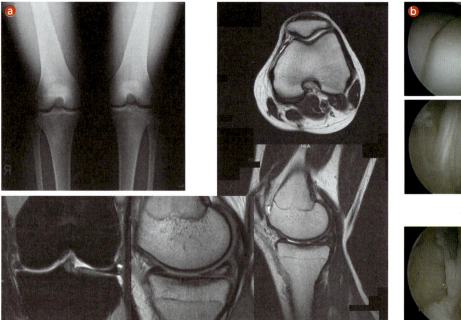
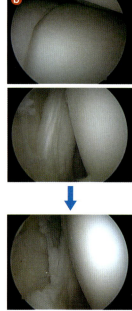

しかし体重が重く，伸展制限傾向がある例でもっと広範囲の内側痛を訴える例もある。これらの圧痛点をさぐるとかなり広範囲で圧痛の程度は強い。部位としては脛骨内側縁に沿って近位から鵞足部に至る（図27）。腓腹筋内側頭の圧痛を広範囲に認めることも多い。これらは腓腹筋膜の脛骨付着部痛と解釈できる。付着部骨の痛みであるから骨上の圧痛点を丹念に5秒ずつ指圧していく。かなり痛い。加えて腓腹筋内側頭の緊張を緩和させる強マッサージや湿布，カーフパンピングを組み合わせればコントロール可能である。これらの付着部痛にいわゆるNSAIDsの効果は少ない。

難しい内側の痛みに対しては，ときには積極的な手術，多くは比較的若い人に対するTKA，を選択するのも大切な判断だと思う。抜け道のないつらい痛みに対して，年齢を基準に手術適応を決める必要はない，と著者は考えている（図28）。

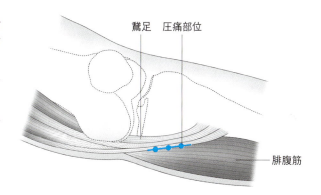

図27 伸展制限傾向がある例で，SM付着部より遠位で広く内側痛を訴える例

このような例はときにかなり広範囲で強い圧痛がある。部位としては脛骨内側縁に沿って近位から鵞足部に至る腓腹筋内側頭の圧痛を広く認める。これらは腓腹筋膜の脛骨付着部痛と解釈できる。

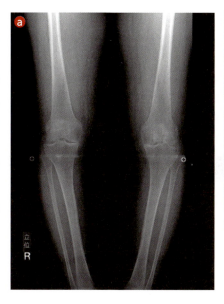
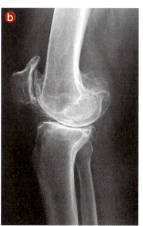

図28 難しい膝内側痛

荷重負荷による痛みの悪化と繰り返す痛み。
次のような患者さんには積極的に手術を選択することも大切な判断だと思う。
a：高度の内反例，外側スラストが明らかで内側の痛みがとりきれず，つらい例。
b：ROMの制限が徐々に進行して，屈曲がどんどん悪くなる例。骨増殖性で骨棘が目立つ。
その他，目指すべき活動のために手術を希望する内側型のK-L分類グレード3や4の膝。

外側の痛み

　外側からと胡坐位での診察が基本である。腓骨頭に続いてその近位に外側側副靱帯（lateral collateral ligament；LCL）を触れる。胡坐位では外側関節裂隙は広がり，裂隙部位はわかりやすい。しかしLCLより後方の関節裂隙は，複雑な後外側構成体の存在によって，解剖学的構造を意識して正確に触れることは困難である（図29）[24]。

■ 外側側副靱帯（LCL）痛

　スポーツ選手の外側の痛みは多い。ときに引っかかりを伴い，外側半月板損傷が疑われるような訴えがある。外側構成体の圧痛を調べると，LCL中央に最大の圧痛を認める例が少なくない。患者さんの下肢アライメントはまっすぐから軽度外反で，屈伸動作での痛みが大きい。これらの患者さんでは外側コンパートを中心とした関節炎が潜在していることも少なくない。この膝痛に鎮痛薬の効果は少ない。伸展位近くでの膝内反ストレッチやLCL上の指圧，ほぐしも再発のケアとしては効果があるが，治療的な効果は少ない。最も奏効するのが，最大圧痛点を中心としたヒアルロン酸＋1mL局所麻酔薬の注射である。1～2回の注射でつらい痛みは治まることが大多数である。しかし関節内に炎症症状があると，症状の改善はすっきりしない。関節内の炎症コントロールが基本的に大切である。

図29 触診
膝外側部の圧痛点を解剖学的に理解するためには，胡坐位（a）と外反位（b）の両方で行うべきである。特に関節裂隙部とLCLの圧痛部位の鑑別には胡坐位での触診が必須である。

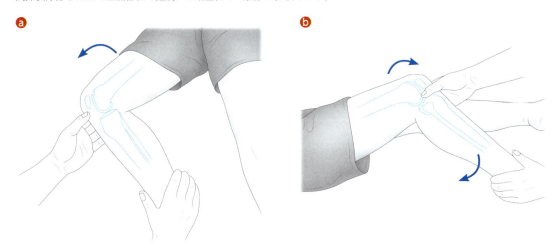

■ 外側関節裂隙痛

　胡坐位で，LCLの前方の外側関節裂隙の圧痛の有無はよくわかる．内側のように鋭い痛みの関節包付着部痛ではなく，漠然とした関節裂隙の圧痛としてとらえられることが多い．頻度として内側より高い．外側半月板の術後，あるいは外側型OAで同部位の圧痛を示す例は少なくない．このような患者さんでは活動量が多くなると，痛みがつらくなる．つまり関節内の炎症が強くなり，膝痛が増すのである．まずは関節内炎のコントロールが大切である．継続的なヒアルロン酸の関節内注射，予防的なCOX-2阻害薬の内服，活動前からの貼付剤の予防的使用を柱として関節内炎のコントロールを続ける．

　手術からスポーツ活動への復帰時には往々にしてこの種の痛みを経験する．活動量が上がると軽い炎症症状を伴って外側痛が強くなる（図30, 31）．治療には時間も必要である．外側裂隙の圧痛と軽度の腫脹感がとれれば，次の活動レベルのステップに進める．しかし半月板治療後にしても，OAの存在にしても長期的に元通りに治癒するわけではない．症状を再発させない，悪化させない先取治療を心がけることが大切である．それにもかかわらず，熱腫れを伴った関節炎症が繰り返しコントロール困難な選手では，軟骨は消失しスポーツ活動は継続困難と判断せざるをえない（図32）．

図30　外側関節裂隙痛①
21歳，男性．大学サッカー部3年．左膝痛のためサッカーの継続が困難になり受診した．
a：45°荷重位正面X線像でも裂隙の狭小化を認める（矢頭）．
b：MRIで外側半月板中節の放射状断裂（矢印）を認め，修復術後4カ月でサッカーに復帰し，試合復帰も果たした．

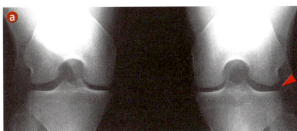
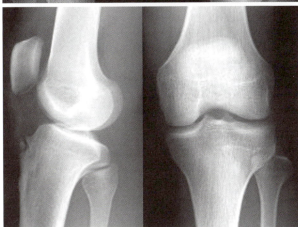
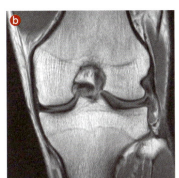
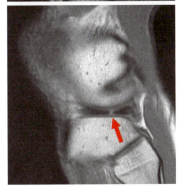

図31 外側関節裂隙痛②（図30と同一症例）
復帰後3カ月で今度は右膝の外側を傷めて受診した。
a：X線像で以前より右膝外側裂隙が狭小化している。
b：MRIでは外側半月板後節の縦断裂（矢印）と前節の損傷（矢頭）を疑わせる。
c：関節鏡所見。右膝は後節の縦断裂によるロッキングの再現と前節のバサツキを認めた。後節をall-insideで縫合し，前節のバサツキはトリミングした。

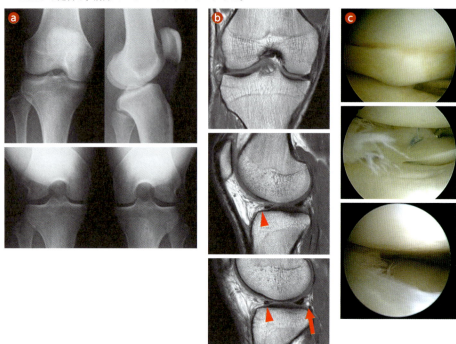

図32 外側半月板手術後の繰り返す関節炎
20歳，女性。バレーボール選手。主訴：左膝痛，腫脹（a）。
バレーボール部で高校2年時（17歳）に外側半月板部分切除を受けた。術後膝腫脹を繰り返した。
Vリーグバレーボールに入りバレーボールを継続するなかで，膝の腫脹疼痛が悪化した。
左膝は腫脹と熱感があり，45°荷重位撮影で左外側関節裂隙の狭小化と関節面のリモデリングを認める（b）。
関節鏡では大腿骨外側と脛骨外側の関節面にミラー病変として軟骨欠損があり，外側半月板は逸脱を示した。逸脱を矯正する手術を行った（c）。

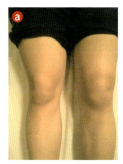
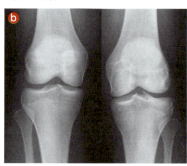
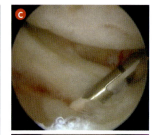
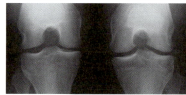
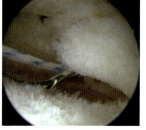

■ 外側広筋の筋筋膜痛

　外側広筋の圧痛は頻度が高い。内反膝で外側広筋が痛む例では外側広筋全体の筋筋膜痛が認められることが多いが，やはり圧痛が最も強いのは外側広筋の外側縁である。外側広筋の外側縁は大腿筋膜張筋・腸脛靱帯と境界を接する。この部分での圧痛が最も強い（図33）。

　大腿筋膜張筋は腸骨翼外側外縁部から大腿外側を遠位に走り，外側広筋外側縁と接しながら強い筋膜組織（腸脛靱帯）となって外側筋間中隔部で大腿骨外側顆部を通り，脛骨前外側のGerdy結節に付着する。大腿筋膜張筋・腸脛靱帯の痛みは外側筋間中隔から近位にかけて多い。

　腸脛靱帯炎は大腿筋膜張筋遠位部を裏打ちするわずかな筋性部の炎症を伴い，膝の屈伸に従って大腿骨外側上顆上を滑り，刺激を受けやすく強い痛みの原因となる。腸脛靱帯は膝蓋骨外側支帯と一体化して活動するため，膝蓋骨外側の動きに伴って，関節内炎症の影響を受け硬くなりやすく痛みの原因となる。

図33　内反膝での大腿外側痛

内反膝例では，動作時の膝内反モーメントを大腿筋膜張筋・腸脛靱帯で支えることによる疲労性の筋筋膜痛が起こることも多い。腸脛靱帯と外側広筋膜は一体化していて，外側広筋を中心とした大腿四頭筋の痛みも認める。ときには膝蓋骨外側のストレッチ痛も伴うことがある。

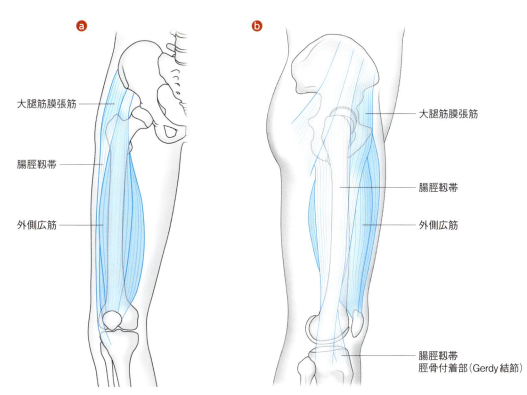

■ 内反膝の大腿外側部痛

　X線像上内側型のOAが明らかで内反膝なのに膝内側の痛みはまったく訴えずに，大腿外側の痛みを強く訴える症例も少なくない。これらの症例では大腿筋膜張筋・腸脛靱帯に沿った強い圧痛を認める[25]。動作時の膝内反モーメントを大腿筋膜張筋・腸脛靱帯で支えることによる疲労性の筋筋膜痛である。腸脛靱帯と外側広筋膜は一体化していて，外側広筋を中心とした大腿四頭筋の痛みも認める(図34)。膝蓋骨外側のストレッチ痛を伴うこともまれでない。筋筋膜痛が主体だと，夜間痛を訴えることも多い。保温と強マッサージ，ときに頓服の痛み止めが効果的である。夜間痛が筋痙攣を伴う場合には芍薬甘草湯の睡眠前内服が効果的である。このような筋筋膜痛の緩和にはロキソプロフェンやジクロフェナクなど，いわゆる痛み止めとして定評のあるNSAIDsが効果的であり，COX-2阻害薬の効果は劣る。基本的に痛いときに飲んで効果が少ないのがCOX-2阻害薬の特徴である。

図34　外側広筋

膝の伸展機構の1つであり大腿の外側を支える長く大きな筋である。内反膝では内側への負荷を和らげるために過活動を強いられる。
遠位部はその付着部である外側筋間中隔部が腸脛靱帯と複合体を形成し，膝屈伸に伴って大腿骨外側顆とこすれて(●)痛みの原因となる。

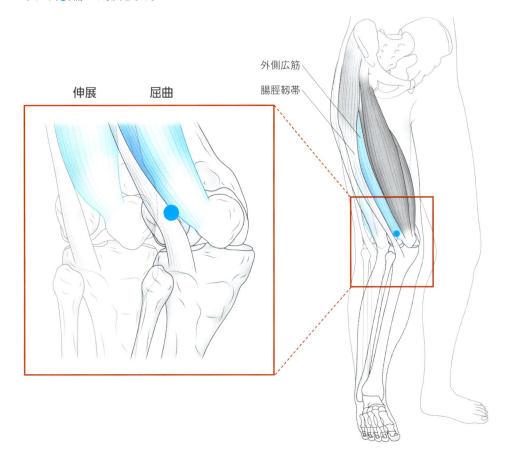

大腿の筋痛と同時に下腿外側痛を訴える例もある。腓骨筋近位の筋筋膜痛が多い。足関節外果から腓骨の後面を近位に向かって押していく。筋腱移行部から近位の筋腹部の圧痛を認める。概して筋肉の痛みは激しい。腓骨筋の疼痛がある例では足関節の自動内返しと外返しの訓練を勧める（図35）。

　しかしこのような例では，やはり根本原因となっている内側コンパートの負荷や炎症をコントロールすることが基本的に大切であることを忘れてはいけない。

図35 大腿外側の筋痛と同時に下腿外側痛を訴える例
腓骨筋近位の筋筋膜痛が多い。
a：足関節外果から腓骨の後面を近位に向かって押していく。筋腱移行部から近位の筋腹部の圧痛を認める。
b：腓骨筋の疼痛がある例では足関節の背屈・底屈と加えて自動内返しと外返しの訓練を勧める。

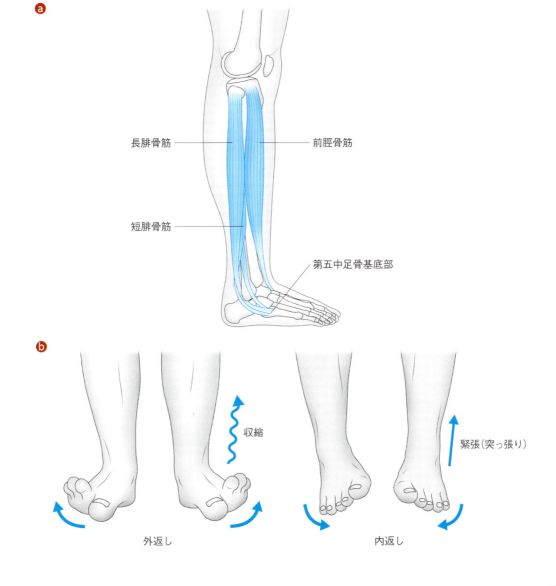

■ 前脛骨筋の付着部痛

腸脛靭帯の脛骨付着部であるGerdy結節部の痛みはごく例外的である。しかし前脛骨筋の近位付着部に強い圧痛を認める例がある。前脛骨筋の筋膜は厚く膝前面の大腿筋膜と連続している。膝外側の安定化機構の一部といえる。前脛骨筋の機能は足関節の背屈であるが，その近位部は膝の安定化機構の一部として荷重を支える抗荷重筋の機能があると考えられる（図36）。

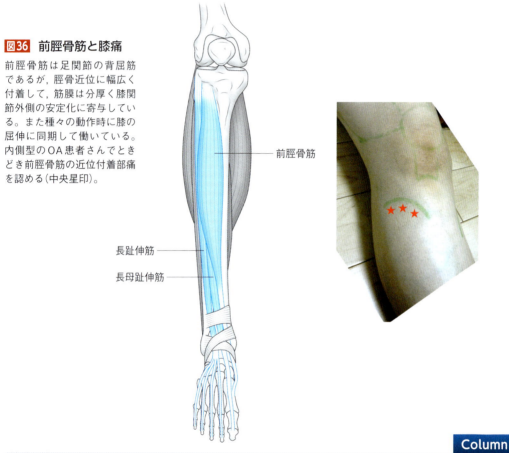

図36 前脛骨筋と膝痛
前脛骨筋は足関節の背屈筋であるが，脛骨近位に幅広く付着して，筋膜は分厚く膝関節外側の安定化に寄与している。また種々の動作時に膝の屈伸に同期して働いている。内側型のOA患者さんでときどき前脛骨筋の近位付着部痛を認める（中央星印）。

Column

筋筋膜痛の治療

治療の基本はその筋肉全体の緊張をほぐすことにある。緊張をほぐすためには自動運動も大切である。筋膜で囲まれたコンパートの圧を下げることである。一方，点として表現される圧痛部位には局所的な除痛が効果的である。下肢のしびれ感を訴える患者さんも筋肉痛が強い例が少なくなく，そのしびれ感は筋肉痛を改善させることにより軽快することもしばしばである。神経支配領域に一致しないしびれはコンパート症候群と考えたほうがよい例が少なくないことを知っておくべきである。

外側の痛みに対して手術，すなわち関節内の操作を行うことを決定する場合には，一度リドカイン®（キシロカイン）テストを行ってみよう。

いろいろな膝痛 **I**

Column

リドカイン®テスト

　膝外側痛治療に対する手術を考えた場合には，一度リドカイン®（キシロカイン）を5mLまたはヒアルロン酸製剤を合わせて5mL，膝関節内に注射してみよう。特に痛みの訴えが強い膝痛には必要である。症状の改善が明らかであれば，関節鏡を行っても悪くはない。効果が少なければ手術は行ってはいけない。手術治療の適応のコンセンサスは不明である。外側の荷重環境は内側ほど悪くない。痛みのごまかしの適応は幅広い。K-L分類グレード4で痛がっているだけでは，著者はTKAの適応と考えるには不十分だと思う。強い痛みは関節外由来であることも多い。

後方の痛み

■ 腓腹筋外側頭近位部痛

　解剖学的部位としては例外なく腓腹筋外側頭腱性部に圧痛がある。かなり頻度は高いが，同部位の痛みはあまり理解されていないと思われる。基盤に腓腹筋外側頭の疲労やスポーツ選手では急激にストレッチされたようなエピソードがある。

　一般的に膝関節を内側大腿脛骨関節，外側大腿脛骨関節，膝蓋大腿関節に分けた場合，（潜在的に）軟骨機能の低下した対称部位の筋腱に過負荷が起こる。膝蓋大腿（PF）関節が潜在的に悪ければ膝後方に過負荷が起こる。過負荷に曝される最も大きな組織は腓腹筋である。大腿四頭筋も腓腹筋も内側外側部分に大きく分けられているが，負荷の偏りはそれぞれの患者さんによって異なる。動的な（動きのなかでの）アライメントの影響を強く受けると考えられる。動的なアライメントとは，どのように下肢が使われて，静的なアライメント（下肢の形）がどうなっていて，体重の移動がどのように行われているかで決まってくると考えられる（図37）。ヒトでは二足歩行を行っているために，必然的に内側への荷重過負荷がかかる。従って，動的なアライメントとしてはどうしても伸展機構と内側に負荷がかかるパターンが多くなる。その対称部位である後外側の動的組織である腓腹筋外側頭が最も負荷を受けることが必然的に多くなる。外側頭近位の腱性部は解剖学的にファベラが存在する部分である。ファベラは腓腹筋外側頭腱性部の種子骨である。種子骨は作用筋の力学的効率を高めるために存在するわけであるから，同部位が負荷のかかりやすい部分であることの傍証となる（図38）。

　またACL損傷の患者さんで損傷後に長期にわたり同部位を痛がることがある。この原因としてはACL損傷時に脛骨が内旋亜脱臼する際に，腓腹筋の外側頭近位が強い牽引を受け筋損傷が起こると考えられる[26]。ACL損傷後には伸展機構を働かせると膝の脱臼不安定感が誘発されるためにかばうことになる。つまり膝を屈曲気味にして，伸展筋力を働か

33

せないようにする[27]。従って同じ動作でも腓腹筋外側部の負荷が大きくなる。

治療としては、伸展筋力を低下させている因子の改善、つまり膝前方の疼痛に対する膝蓋骨周囲のストレッチを含む膝伸展機能の機能改善が必要となる。背景に炎症があれば、関節炎のコントロールが基盤となる。そのうえで四頭筋のセッティングとカーフパンピングをすることが基本である。さらに腓腹筋外側頭をアキレス腱移行部から近位に向けて、強マッサージを自己訓練として加える。非常に痛みが強く、スポーツ復帰などへの障害になっている例では圧痛の最大部位である腓腹筋外側頭腱性部にヒアルロン酸＋局所麻酔薬1mLを注射すると劇的に改善が得られる。

痛みは劇的に改善するが、基盤となっている問題を無視すると再発する危険性を残すと考えられる。痛みは最大圧痛点も大切であるが、その基盤を解剖学的に、また動的なアライメントを背景とした過負荷を理解して、下肢全体の改善に努める必要がある。

膝強制伸展テストを行うと現在の膝の痛みが後方にあるのか、前方にあるのかを区別し

図37 膝前方・後方の筋群

膝関節の動きを支える筋群の負荷は前後、内側-外側、大腿-下腿の対称性でとらえる必要がある。またそれらの相対する関節を動かす筋肉同士、抗重力筋同士が負担を強いられる。膝の痛みが膝蓋骨周囲にあると、大腿の前にある大腿四頭筋の働きが低下する。その機能を代償するために下腿の裏側の筋である下腿三頭筋の負荷が増す。

図38 ファベラ

ファベラは下腿三頭筋の二関節筋である腓腹筋の外側頭が大腿骨遠位に付着する部分の種子骨である。種子骨の役割は付着部での筋作用の効率を高めるためにある。腱性の付着部が種子骨には対応している。過負荷の起こる部分なので痛みも生じやすい。

a：ファベラのエコー像
b：ファベラ

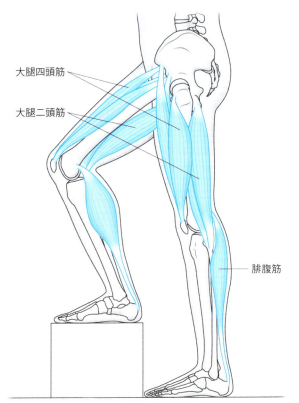

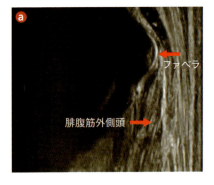

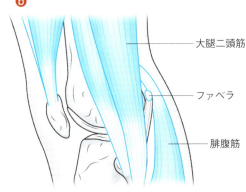

図39 膝強制伸展テスト

痛い部分には硬さがある。強制伸展を加えて，疼痛部位の痛点ストレッチを行い，さらに伸展テストを繰り返すと別の部分の痛みを訴えることがある。痛い部分は1箇所ではない。より強い痛みの部位を痛みとして感じるのである。ストレッチと疼痛誘発テストを繰り返しながら，より痛みの少ない膝をつくっていく。

強制伸展テストを行って，前を痛がるときには，IFPや膝蓋骨下端に痛みの最強部位がある。一方，後ろの痛みを訴える場合には腓腹筋外側頭，内側頭の拘縮による痛みである。ときに大腿二頭筋腱の痛みであることもある。

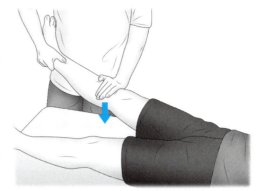

やすい（図39）。前を痛がれば膝蓋下脂肪体のインピンジ現象やストレッチが痛みの原因であることを示唆する。膝蓋腱上のほぐしを行って再び強制伸展をすると今度は膝の後ろが痛いということがある。同じ患者さんの膝の痛みに，後方組織の拘縮の要素もあったことがわかる。疼痛誘発動作を行いながら治療を進めると，よりよい除痛が徐々に達成されてくる。

■ 腓腹筋内側頭近位部痛

　一方，内側腓腹筋の痛みはどうであろう。膝の痛みとしては，「膝の真裏が痛い」のが腓腹筋内側頭における膝の痛みである。頻度は外側と比較して少ない。特徴的に感じるのはACL再建術後に膝の伸展がうまくできない患者さんの同部位の疼痛である。その背景は推測ができる。ACL損傷の患者さんの下肢アライメントは比較的まっすぐな方が多い。逆に膝OAを基盤とする膝痛では内側型が多い。下肢アライメントも内反例が多い。従って膝OA患者さんでは内側頭の負荷はそこまで高くならないことが多い。また筋肉の構造上内側のほうが筋腹が大きく腱性部は目立たない。このことは腓腹筋の内側外側でも姿勢制御を多く担うヒラメ筋の関与が異なるのかもしれない。ヒラメ筋と腓腹筋は付着部位では共通停止腱を作製している。腓腹筋内側頭の痛みは膝痛というよりも腓腹筋疲労が主体となる例が多い。治療としては疼痛の訴えが強ければヒアルロン酸＋局所麻酔薬が奏効するが，必要頻度は低い。腓腹筋内側頭の強マッサージ，カーフパンピング，湿布などで改善することが多い。

Column

強マッサージについて

　自己ケアとして1つの筋肉に対して2〜3分行う。施術師によって行われる長時間の強いマッサージは危険だと思われる。まず適切な強度についての疑問と長時間の疑問である。自分で行うことにより，痛みを感じる程度の強さが規定される。これには大きな個人差があり，そのときの体調や状況によっても変わってくる。また自分で行うと，他人に行われるよりも強い刺激が許容できる。

■ 膝窩筋腱炎

　膝後外側の痛みの病態として，膝窩筋を主体に考えている医師もいるようである。しかし30年を超えて膝を専門としてきた著者にとって，膝窩筋腱の痛みの経験はごく少ない。思い出しても3，4人しか頭に浮かばない。すべてスポーツ選手だった。繰り返しの負荷や外傷後に生じているが，長期的に選手生命を危うくするような問題には至っていない。膝窩筋腱は膝後外側の安定化機構の1つである。筋のボリューム自体は大きくなく，脛骨の後面に張り付いているため大きなダイナミックな活動を起こす筋肉ではない。あくまでも膝後外側安定化機構の裏方だと考えている（図40）。診断としては膝窩筋の大腿骨付着部から腱の走行に沿って圧痛を追えること，下腿外旋を維持してもらった状態で内旋強制をリズミカルに行うと，後外側に誘発痛を生じること，を診断の根拠にしている。MRIで膝窩筋・腱部の高輝度像がみえたり，筋腱移行部の変化も観察される（図41）。治療は腱炎に対してはヒアルロン酸＋1mL局所麻酔薬の投与でよいが，繰り返し負荷による痛みに対してはその負荷を軽減させる動作的な工夫が必要と考える。装具，テーピング，足底板など原因になっている活動における悪化動作を和らげるように工夫する必要があるが，膝窩筋炎に対する決まった有効策は見出していない。

■ 近位脛腓関節障害

　膝後外側の痛みの原因として注目している医師もいる。いろいろな形態的な特徴もある。関節症も存在する。従って痛みの原因になってもおかしくはない。しかしながら著者の経験では近位脛腓関節をターゲットとして治療した例はこれまで記憶にない（図42）[28]。

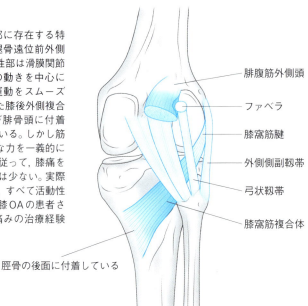

図40　膝窩筋複合体

膝窩筋は膝の後外側の最深部に存在する特異な筋肉である。近位は大腿骨遠位前外側に付着しているが，近位の腱性部は滑膜関節包内を通過して外側半月板の動きを中心にコントロールして膝の回旋運動をスムーズにしていると考えられる。また膝後外側複合体として，膝窩筋腓骨靱帯が腓骨頭に付着し静的な安定機構も形成している。しかし筋のボリュームは小さく，大きな力を一義的に発揮させるとは考えにくい。従って，膝痛をかばうための筋としての負荷は少ない。実際まれに経験した膝窩筋障害は，すべて活動性の高いスポーツ選手であり，膝OAの患者さんでの膝窩筋を対象とした痛みの治療経験はない。

腓腹筋外側頭
ファベラ
膝窩筋腱
外側側副靱帯
弓状靱帯
膝窩筋複合体

脛骨の後面に付着している

図41 膝窩筋腱炎の症例

30歳，男性。バレーボール選手。膝窩筋は膝後外側を外旋させる働きがあり，外旋力を働かせた際に下腿の内旋を強制され筋腱移行部の筋損傷を生じたと考えられる。5年後の現在は膝窩筋の症状はないが，易疲労性の筋痛が目立つ選手であることには変わりない。

a：MR矢状断像
b：外側半月板の異常は不明である。
c：MR前額断像。膝窩筋筋腱移行部（矢印）の走行の乱れがある。
d：MR矢状断像。膝窩筋筋腱移行部（矢印）の走行の乱れと輝度変化が認められる。

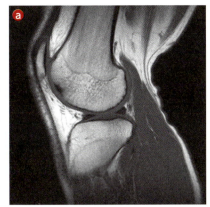
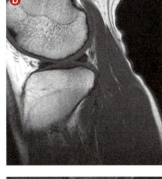
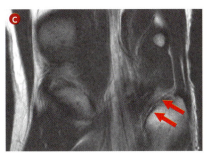
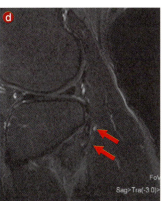

図42 近位脛腓関節の痛み

膝の外側の支持組織として大きな役割を担う関節である。OA変化も認められることから，当然近位脛腓関節痛があってもよいと思う。しかしこれまでこの関節由来の膝痛を疑ったことはなく，著者には膝の痛みにおいて実態がわからない関節である。

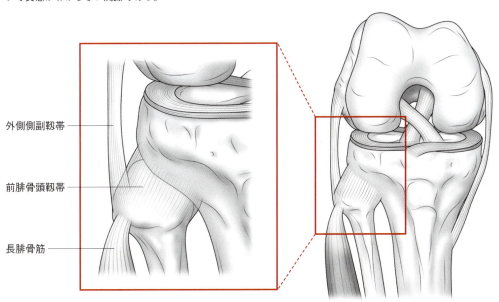

■ 大腿二頭筋痛

大腿二頭筋が膝痛の主体になることは少ない。あってもスポーツ選手の膝痛である。内側に過荷重がかかるヒトの膝にとって, 後外側を支える筋肉が主体になることは少ないのであろう（図43）。

①長頭

腓骨付着部障害は主にスポーツ選手だが, 一般的な患者さんでもまれに大腿二頭筋の付着部障害が膝痛の原因になっていることもある。付着部障害の一般的な治療で対応すればよい。すなわち, 痛みを即効的に解消させるのであれば, ヒアルロン酸＋1mL局所麻酔薬の注射がよい。付着部痛の痛みの程度は強い。運動に伴う後外側部痛の一部症として筋腱移行部痛を認めることもある。長期的に問題になることはなかった。筋全体のストレッチとマッサージでよい。

②短頭

スポーツマンで膝後外側のやや近位に比較的強い痛みを訴える例がある。疲労や軽い外傷が発症原因となる。症状が絞られてくると, どうも大腿二頭筋腱の外側の筋性の付着部付近の疼痛が残る。比較的広い範囲の強い筋筋膜痛であり, 大腿二頭筋短頭の筋膜とその付着部痛と解釈できる。短頭の役割は一関節筋として持続的な姿勢維持にあり, より大きな負荷を受ける。筋膜性疼痛に対して多数の圧痛点に対してヒアルロン酸＋3mL局所麻酔薬を注射すると効果がある。2～3回繰り返したほうがよい場合が多い。

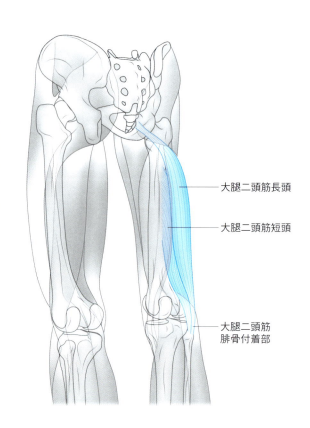

図43 大腿二頭筋と膝痛

大腿二頭筋は強大な外側ハムストリングで, 膝屈曲動作では大きな役割を果たしている。しかし膝痛としての関与はあまり目立たない。ほとんどがスポーツ選手の過負荷の障害であり, 部位としては筋腱移行部痛と腓骨付着部の障害が長頭筋腱の関与する膝痛部位である。しかし短頭筋の付着部痛と考えられる後外側の筋痛に悩まされる選手がときどきいる。なかなかケアに反応しない頑固な痛みになる例もある。短頭の抗重力筋としての過負荷による痛みは長頭筋腱の疼痛と性質が異なる。

大腿二頭筋長頭

大腿二頭筋短頭

大腿二頭筋腓骨付着部

II

診察 × 膝痛

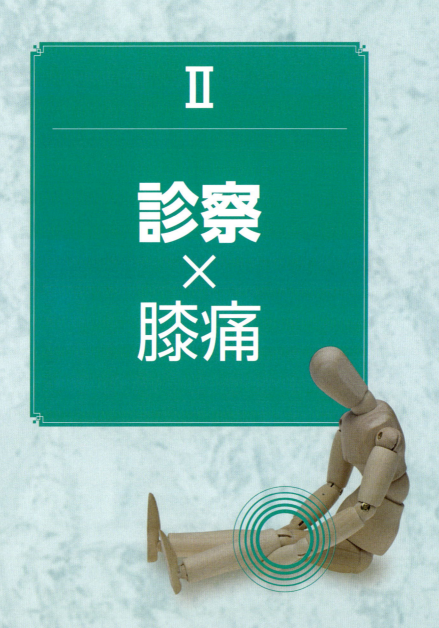

II 診察 × 膝痛

外来診療の流れ

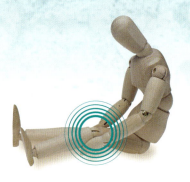

ここでは，著者が日ごろ行っている**表1**の外来診療の流れに沿って解説していく。

表1 外来診療の流れ

	項目	観察・聴取事項	加えて
①入室時の様子	入室時	車椅子・杖・なし	1人・付き添い
	歩容	下肢アライメント・屈曲拘縮・スラスト	跛行の有・無と種類
	肥満	有・無	体重の変化
	脊柱変形	有・無	部位・程度
②病歴聴取	主訴	何を治したいのか	保存治療へのこだわり
	発症	1回の外傷・発症日時	外力の大きさ
		繰り返しの外傷・期間	スポーツ（種類・期間）
		外傷なし・有症状期間	
	職歴	労働の質・時間	重労働・立位・移動量
	家族歴	何人同居・近所の肉親	介護レベル
③診察	下肢アライメント評価	膝顆部と足内果の距離の計測；下腿弯曲の程度	踵骨内反・外反；扁平足；凹足
	股ROM	内旋・外旋	誘発痛の有無，大腿骨頚部のねじれ
	膝ROM	伸展角度　正座の可否	左右差
	大腿四頭筋セッティング	良否・大腿筋量；左右差	
	カーフパンピング	背屈角度；誘発痛（部位）	
	膝蓋骨の8方向からのストレッチ	誘発痛の方向・程度	膝蓋骨上の圧痛
	強制膝伸展	誘発痛の有・無	誘発痛の部位診断
	強制膝屈曲	誘発痛の有・無	誘発痛の部位診断
④X線像の評価	X線検査		
	両膝（伸展・45°・膝蓋骨軸射）	K-L分類 OAタイプ	FTA
	MRI検査		
	軟骨・半月板・靱帯	軟骨摩耗の程度と部位・半月板変性・靱帯変性 軟骨下骨の輝度変化	半月板逸脱・嚢胞形成

40

入室時の観察

入室の仕方

どのような様子，格好で診察室に入ってきたか．入室時の様子や付添人がいればその方との関係を明らかにすることが必要である．車椅子で入室してくれば，院内を独歩できないか，室内移動に限られる歩行能かそれ以下であることを示唆する．

膝の痛みがあるといっても，膝だけ治せばそれで患者さんが満足できる状態になるわけでないこともある．重症の膝OAがあって，TKAのよい適応の患者さんであっても，杖で独歩して診察室に入ってくることが通常である．車椅子での入室は患者本人の身体能力の低下，心理的依存性などの要因を多く含む．

杖なしで，1人で歩いて入室してくれば，膝痛として軽いか，膝に対する要求が高い患者さんであることを示唆する．1人で来院することは，それだけ元気であるか，独居であるか，また周囲の人々がその膝痛に対してあまり関心が高くないことを示す場合もある．手術を行う例では特にそのような膝痛を取り巻く社会的な環境の理解は大切である（図1）．

歩容

入室時に歩き方，下肢のアライメント，膝の外側への横揺れ（スラスト）の有無などをみる．膝の屈曲拘縮や歩行時痛の程度もある程度わかる．臥位でのアライメント計測よりも歩容のほうが患者さんの下肢の機能的アライメントをよく反映している．股関節外旋がどれくらい強いのかで，機能的なO脚の程度もわかる．

装具を装着していればその効果と必要性を尋ねるべきである．

脚長差や側弯や疼痛回避による脊柱変形も無視できない観察点である（図2）．

図1 入室時の様子

患者さんがどんな様子で入室してくるか．大切な観察ポイントである．年齢，体重，姿勢，杖の有無，表情や付添いのあるなし，付添いとの人間関係など，大切な情報が詰まっている．

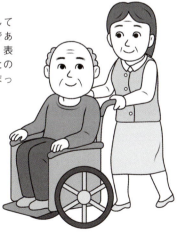
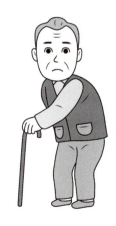

車椅子での入室　　　1人で歩いて入室

図2 歩容

歩き方は脚の形だけでなく、いろいろな情報を与えてくれる。痛いほうの脚、痛みの部位、痛みの程度、膝の曲げ伸ばしの角度や制限の状態、姿勢や脊柱の変形もみる必要がある。

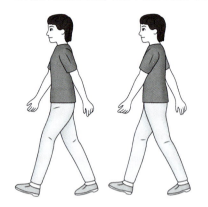

股関節歩き
大股、膝の動きは少ない

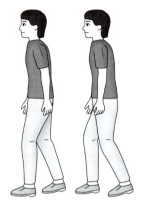

膝歩き
前傾、小股、膝屈伸が目立つ

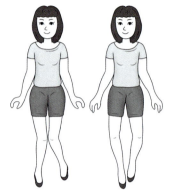

下腿内弯、O脚
下腿の内弯が強い若い女性は多い。
つま先が接するように歩く

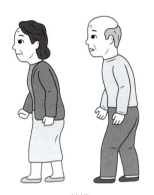

前傾
腰椎前弯の減少、股関節屈曲

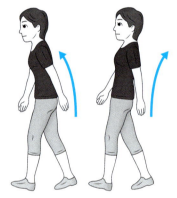

若い方は脊柱の正常な弯曲が保たれているかどうか

■ 体型

その患者さんが太っているのか、痩せているのか、中肉か、大切な情報である。

見た目よりも体重が重ければ、骨や筋量が多いことを示唆する。痩せて体重が軽ければ、骨量が少ないことを示唆する。整形外科の基本である骨の質について検討する必要がある。

> **Column**
>
> **体型と痛みの閾値**
>
> 筋量が多く、見た目より重い肥満の患者さんは、痛みの閾値が低い傾向がある。また関節を含めて硬くなりやすい。他方痩せ形で、見た目よりも体重が軽い患者さんは骨量が少ない。脊柱変形のチェックや骨量・質の検査の必要性を示唆するが、痩せ形の方は痛みについては閾値が概して高い患者さんが多い。肥満は単に重さだけの問題ではない。

脊柱変形の有無

　背骨の変形は強い後弯や側弯がなければ，あまり歩行時に目立たない。一度全脊柱の立位長尺X線像を撮って評価しておきたい（図3）。脊柱変形の程度や背骨の支持性は下肢アライメント矯正手術やTKAを施行した後にも問題となりうる（図4）。

　脊柱の矢状面での胸椎後弯の増強，腰椎前弯の消失，股関節屈曲拘縮など，脊柱変形の部位と程度，圧迫骨折や椎間変性の部位と程度をチェックする（図5）。脊柱圧迫骨折が複数あれば治療が必要な骨粗鬆症という診断になる。脊柱変形の要素はOAによる椎間の変化と変形，骨粗鬆症を基盤とした椎体高の低下や楔状変化である（図6）。

図3　全脊柱X線像

65歳，女性。変性側弯。
a：術前立位での矢状面での姿勢と正面像での腰椎全体の左凸の変性側弯を認める。
b：術後のX線像では矯正後の状態がわかる。

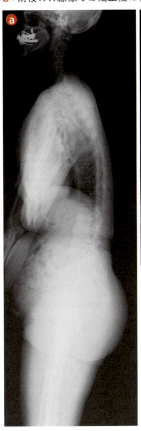
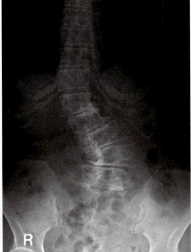
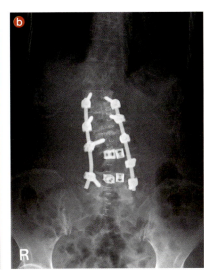

図4 両膝TKA後にも遺残する脊柱変形の問題

75歳，女性．術前から後弯が強く，腰曲がり症状が明らかだったが，膝の機能改善で術後の腰曲がりの改善も期待した．しかし6カ月手術を待つ間に腰曲がり症状が固定化してしまい，両膝TKAにより膝の痛みはとれたが，腰曲がりに悩んでいる．
a：術前X線像，b：両側TKA後X線像，c：術後立位脊柱全長X線像．

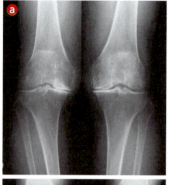
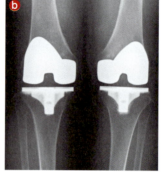
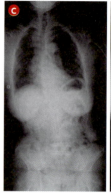
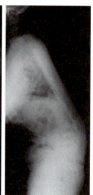
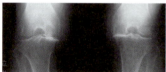

図5 脊柱変形

a：①正常の脊柱弯曲の減少（ストレイトバック），②胸椎後弯増強（代償的な腰椎前弯増強），③腰椎前弯増強，④前傾姿勢（腰椎前弯減少）．
b：⑤胸腰椎右凸側弯，⑥胸椎後弯増強．

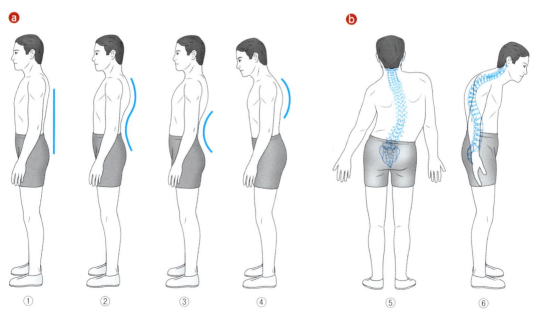

図6　胸腰椎移行部の多椎体骨折による後弯変形
75歳，女性。椎間板は比較的保たれ，一方椎体の楔状変形が多数ある。骨粗鬆症を基盤とした脊柱変形である。
a：立位全脊柱（正面・側面像）
b：側面腰椎部の拡大像

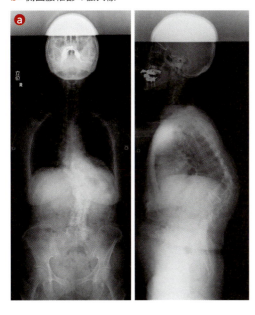
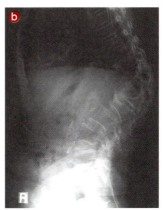

Column

体型と骨の強さと痛みの閾値

　膝OAの背景や原因，治療の選択にはいろいろな要素が存在するので，できるだけ多くの要素で分析し，それぞれについての対処法を考え進めていく。

　OAの患者さんは典型的には筋肉質で骨量が多く骨の変形は起こしにくいが，椎間を中心とした脊椎症を起こしやすい。また第4・第5腰椎間の無分離すべり症を生じている患者さんが多い[1]。全身性の関節症が目立つ患者さんでは膝OAだけの患者さんより関節可動域がよい印象がある。身体のバランスや転倒，骨折も加齢とともに多くなる問題である（図7）。

　骨粗鬆症の患者さんは骨の変形，すなわち脊柱変形は起こしやすいが，軟骨自体は相対的に強い。数cm以上の身長低下は明らかな脊柱圧迫変形の証拠である。弯曲の大きな内反膝では骨粗鬆症が基盤にあるようである[2]。とれにくい痛みには変形による動作時の衝撃負荷の増加と，それを受ける骨組織の脆弱性とのバランスも関係してくる（図7）。

　一方，小外傷を契機として起こる大腿骨内側顆の骨壊死の患者さんは，概して骨粗鬆症傾向があり，膝前内側の激烈な痛みを生じるが，どうにか痛みが治まれば，意外に軟骨損傷の悪化が目立たない例も少なくない。従って痛みさえうまくコントロールできれば保存治療が長期的に成功しやすい（図8）。

図7 軟骨変性，腰椎変形症例

85歳，女性。著者が60歳代から両膝の痛みで診ていた。両膝TKAを著者の留学中に受けた。その後転倒による大腿骨頭置換術，変形性股関節症に対するTHA，腰椎症に対する後方固定術を受けた。さらに転倒による大腿骨骨折を起こし観血的整復固定術を受けた。転倒するようになってからは自立した生活が困難になってしまった。

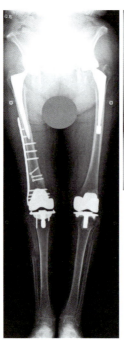
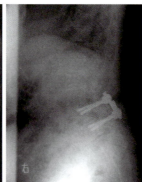
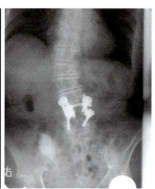

図8 骨粗鬆症症例

72歳，女性。半年前につまずいてから右膝の急激な痛み・腫れを生じ，改善しないため紹介受診した。痛点ストレッチなどで痛みは寛解した。その後6年経過し，徐々に膝OAは進行しているが膝痛の悪化は認めない。大腿骨内側顆の骨壊死は，骨粗鬆症を基盤として，軽微な外傷で発症する。軟骨の病気ではないため，軟骨さえ弱くなければ痛みのコントロールは概して悪くない。
a：発症後1年，b：発症後3年，c：発症後6年。

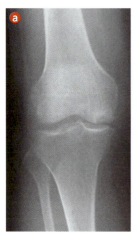
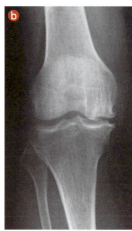
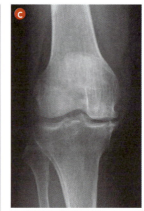
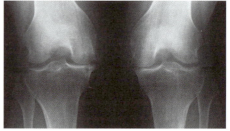

Column

骨質の解析と評価－DXA 腰椎と大腿骨

YAM値＜70％，70〜80％，80％＜：骨形成能についてはP1NP，骨吸収はTRAC5bを測定する。脊柱変形がありYAM値＜70％であれば骨粗鬆症としての治療が必要である。

70〜80％の場合，素因があれば治療を行う。

80％＜の例では骨粗鬆症を基盤とした骨折を起こしていれば治療を行う。治療の詳細は成書に譲る（図9）。

図9 DXAによる骨密度計測

a：55歳，女性。大腿骨滑車部の離断性骨軟骨炎（OCD）を基にして悪化した膝蓋大腿関節症（PFOA）の患者さん。43歳時に骨密度を計測したところ年齢平均の65％程度だったため，骨代謝専門医師の治療を受けた。その後骨量の明らかな低下はないが，改善傾向も明らかでない。

b：41歳，男性。数年来にわたる強い膝痛がありX線像上膝の骨量低下を認めたため，骨密度の計測を行った。しかし年齢的にも平均値であり，骨代謝異常とこの男性の膝痛との関係はないと判断した。

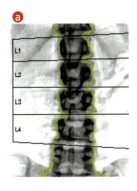
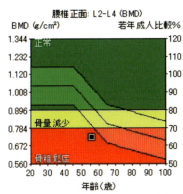
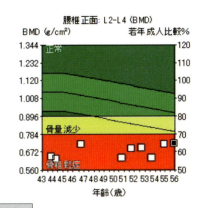

腰椎正面L2-L4の結果	
L2-L4 BMD	0.725g/cm²
L2-L4若年成人比較％	65％
L2-L4同年齢比較％	79％

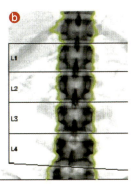
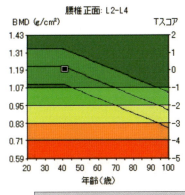
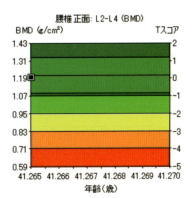

腰椎正面L2-L4の結果	
L2-L4 BMD	1.196g/cm²
L2-L4若年成人比較％	101％
L2-L4同年齢比較％	99％

病歴聴取

主訴

　患者さんの主訴を明らかにすることは治療をする側にとって最も大切である。主訴を改善しなければ，患者さんの満足は得られないこともある。一方，患者さん自身が何を期待しているのかよくわかっていない場合もある。そんな場合には，治療側は主訴が何なのかを再確認する必要がある。また治療法には保存治療と観血的治療がある。主訴が強くても手術だけはしたくない患者さんが多いことも事実である。

治療目的

　膝の障害で最も困っていることは何か，現状の膝がよくなったら何をしたいのか。この答えがはっきりしない患者さんに対して著者は，「次回まで考えてきてください」ということもある。現在つらいことを治すだけでは十分ではない場合もあり，今のことしか考えられていない患者さんは精神的に健全とはいえない。主訴の先にある活動的な患者さんの生活を支えることを目的にしたい。

発症について

　初発からどのくらい経っているか。OAでは数年以上経たないと軟骨消失に至らないのが通常のようである。

　一方，関節炎に急激に軟骨摩耗が進む特殊な例もある。軟骨がなくなってから初めて，膝痛のコントロールが難しくなるといっても過言ではない。従って「先月から痛い」というような例では，OAとしては軽い。痛みを治療するのもそれほど難しくない，と心のなかでは思う。しかし患者さんにとって重大事であることに変わりない。個々の患者さんでは，OAの変形程度と患者さんの感じる痛みの程度には相関はない[3]。しかしOAの患者さん全体としてみれば膝の構造上の変化と症状の相関は強い。発症からの期間は膝OAの程度（軟骨摩耗量）と相関すると感じられる。長期間膝痛があってもX線像上OAの程度が軽ければ，疼痛閾値の低い膝痛と解釈する（図10）。

治療歴

　大学病院に来院する患者さんでは，通常これまでいろいろな治療を受けている。

　治療法は繰り返すことは望ましくない。同じ治療法を用いるときには，その治療に対する患者さんへの明快な説明が必要である。

　また高齢者では他科でいろいろな薬を処方されている。お薬手帳のチェックは外来診療の基本である。

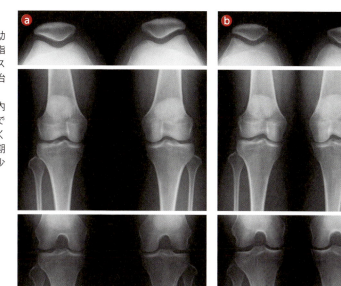

図10 左膝痛症例
a：32歳，女性。趣味でバレエを幼少期から続けている。膝蓋下脂肪体（IFP）痛の診断の下，痛点ストレッチで改善し，以降通院治療を要さず。
b：6年後再び左膝痛悪化。左膝内側関節裂隙の狭小化が明らかである。単純X線像の異常がなくても，痛みの発症は膝OAの早期であるととらえるべきことも少なくない。

■ 職業

　過去から現在の職業歴を下肢への負荷という観点で聴取，分析することが大切である。現在職に就いているのであれば，続ける気持ちや定年時期などが治療のタイミングで大切な要素となる。超高齢社会では，気持ちさえあれば，健康を保ち仕事を長く継続することが膝痛治療の大きな目的である。しかし膝痛をもちながら職業を続けることは必ずしも容易でない。

　重労働で膝の関節炎を生じているような状態では，軟骨は容易に消失し，膝OA進行のコントロールは難しい。営業職も歩行量が多く，生活が不規則で自己管理が難しい傾向がある。一般的に自分のペースで膝を使えなければ治療は難しいといえる。通勤での立位保持がつらければ，時差通勤を考える必要がある。主婦業は時間の使い方に自由度は高い。しかし主婦業が暇なわけではない。子どもの世話，孫の世話，老々介護など，膝に厳しい活動は多い。事務職で1日中オフィスで座っているような患者さんでは，運動不足や同じ姿勢の連続，冷房などが膝痛を悪化させる要素になる。正座を必要とする仕事であれば正座機能の維持は非常に大切である。

■ 趣味・運動習慣

　趣味や運動習慣も，膝痛治療における大きなポイントである。それは患者さんにとっての活動目標であり，逆に悪化や発症の原因になっている場合もある。膝痛の患者さんが健康のために行っていると思っている，ウォーキング，カーブス®などもやり方によっては悪化の一因になる。「運動療法」を「筋力強化」と短絡的に同一化して，膝痛を克服するために筋力強化運動に励む患者さんも少なくない。

　また肥満を認める糖尿病の患者さんに対するウォーキングは膝にとっては大敵である。もともと糖尿病の患者さんの細胞機能は低下していると考えられる。ウォーキングによっ

て適切にエネルギーが消耗する以前に膝の軟骨が疲弊し，軟骨摩耗を増加させたり，関節炎の引き金になる。膝の悪い患者さんにおける，膝に負担をかけないエネルギーのうまい消費法はなかなか見出せない。体幹の訓練，水中歩行，膝蓋大腿（PF）の悪くない患者さんでは負荷の軽いエアロバイクなどであろうか。スピードと負荷量は別々に分けて実行すべきである。つまり早い動きは負荷を軽く，負荷をかけるのであればゆっくりと行うべきである。

どれくらいの期間，どれくらいの頻度で運動を行ってきたか。膝痛の発症との関連を明らかにする必要がある。また忘れてはならないのが外傷の既往である。激しいスポーツをある期間行ってきた患者さんでは，古い靱帯損傷などを忘れていることもある。

■ 家族構成と家庭での役割

同居者の数と年齢，家族のなかでの役割も大切な情報である。家事を受け持っているか。配偶者の年齢や健康状態も膝痛に関係が深い。介護が必要であれば膝へは大きな負担となる。一方配偶者がとても健康で活動的でも患者さんの負担が大きくなる。旅行や外出への同伴もつらい日課になっている患者さんもまれではない（図11）。

図11 家族構成と家族での役割

患者さんの家族環境の把握はとても大切である。1人暮らし，老夫婦，さらに老々介護。1人暮らしでも家の近くに家族が住んでいて困るときには手を差し伸べてくれる環境が望ましい。子どもの家族と同居している場合，家族のなかでの役割がない患者さんは膝痛の治療の目的，「膝の痛みを和らげて何をしたいか」が，大切である。できるだけ前向きで発展的な生活を想定して，目的をもって治療に当たりたい。

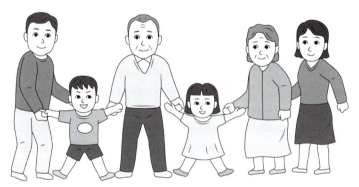

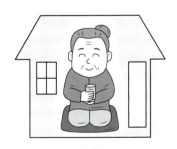
1人暮らし

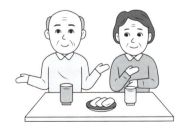
老夫婦

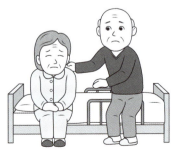
老々介護

■ 身体機能の評価

　膝，下肢の変形の進行を患者さんが自覚していれば，軟骨消失，それなりの高度変形膝になっていると推測できる。

　膝を中心とした下肢機能評価。平地を休まず何分歩けるか，階段昇降は手すりを使うか。どのような格好で上り下りするか(**図12**)。一応30分継続して歩行でき，階段昇降に不自由を感じていなければ，ADL上大きな機能障害は少ないと判断する。しかし治療の目的は患者さんの主訴を改善・解決することであり，スポーツ愛好家では当然もっと高い目標になり，その目標を満たす必要がある。

Column

歩行と筋力と階段でのつまずき

　人生は長い。知らず知らずのうちに変化している。ところが本体である自身はあまりそれを自覚しない場合も多い。筋力や神経系の衰えが40歳代から徐々に始まることはなかなか自覚されない。普通通りに生活して，通勤をして，「ここのところやけに階段の上りでつまずく」ことが40歳代からあった。何回かつまずいていると，つまずかなくなる。歩き方や階段昇降での気配りが少し変わったのであろう。そのうち何年かすると同じようにつまずくことが気になる。今度は意識的に歩き方を工夫したり，例えば気持ち腿を上げて歩くなどすると，またつまずかなくなる。大きな転倒をしないように，移動動作を微調整していく必要があるのだろう。

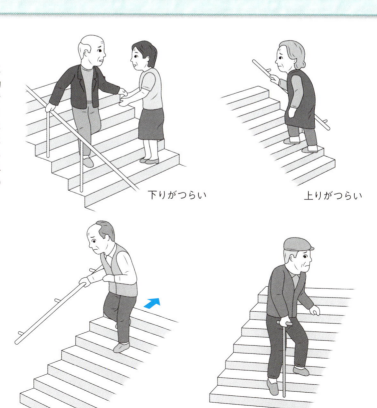

図12　階段昇降法

階段昇降は膝の痛みにとって，とてもつらい動作である。下りと上りでつらさが異なる。どちらかというと下りの痛みは膝の硬さ，上りの痛みは力がないことが背景にある。いずれにせよ階段昇降では体重の6〜8倍の負担が膝にかかる。

下りがつらい　　　上りがつらい

後ろ向きでの上り　　　横向きでの杖を使った下り

図13 スポーツ歴，外傷の有無

スポーツ歴や外傷の経験を尋ねることも大切である。種目やレベル，何歳から何歳まで，どのくらいの頻度で参加していたか，しているのか。若い時分に激しいスポーツに参加していた患者さんではそのときに重症でないと思っていても，靱帯損傷や半月板損傷を受けたと想像できる患者さんも珍しくはない。またスポーツへの参加は膝痛治療の大きなモチベーションになる。

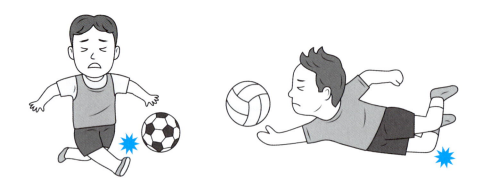

■ スポーツ歴，外傷の有無（図13）

　スポーツ活動に長期間参加してきた患者さんでは，本人の自覚があまりなくても，記憶の彼方であっても，けがをして膝が腫れたような記憶があれば，今の膝の痛みの原因としてけががあったという可能性がある。スポーツ歴は一方患者さんの基礎体力の証でもある。スポーツを頑張れた患者さんは治す力も大きいと感じる。一方，何でもちょっとしたことが現在の膝の老化や痛みの原因のように固執する患者さんもいる。そんな患者さんには「痛みより腫れのほうが大きな問題で，腫れなければあまり心配いりません」とお話しする。

診察

■ 下肢アライメントの意義

　下肢の形は構造的負荷の目安となるものである。例えばアライメントが良好でも内側型OAは珍しくない（図14）。そのような患者さんでの軟骨摩耗の進行は，その方の軟骨の脆弱性や炎症を起こしやすい体質を疑わせる。そんな患者さんの軟骨組織の維持は易しくない。従って痛みのケアがポイントになる。下肢アライメントの偏りが少なく，可動域制限が強くなければ，痛みのごまかしとその維持は長期に可能であると思っている（図15）。

　内側への負荷による痛みのケアは簡単ではない。結局負荷が増えると痛みが再燃する。炎症を繰り返せば，軟骨組織は急速に減少する。外側のOAは半月板損傷や離断性骨軟骨炎（osteochondritis dissecans；OCD）の成れの果てと考えられる例が多い。日本人では過度の外反膝の結果生じたと考えられる外側型OAは少ないと思う。小児期の外側半月板損

図14 良好アライメント内側型OAのX線像

60歳,女性。30年くらい前には,X脚で内側型のOAになる患者さんはあまりいないのではないかと思っていた。しかし脚の形はX脚でも内側型のOAを発症し,徐々に内反膝になってくる患者さんもいることをその後知った。当然といえば当然である。内側と外側のコンパートにかかる荷重負荷は内側7に対し外側3という研究がなされている。従って軟骨の質があまりよくなければ,より荷重のかかる内側の軟骨から摩耗してくるのは不思議ではない。しかし,ピーク荷重を考えた場合には,やはりアライメントの要素は大きい。アライメントがよければ膝痛のごまかしもしやすいという側面もある。

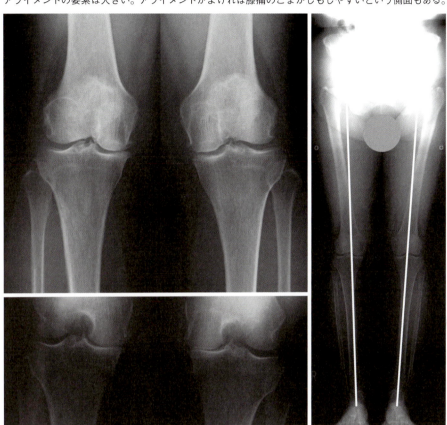

図15 仰臥位でのアライメント計測

下肢アライメント評価は立位,臥位ともに行うべきである。立位では両足の内側を付けた状態で膝内側関節裂隙での隙間を計測する。臥位では下腿を両側から寄せて,顆間の距離と足関節の果間の距離を計測する。2cm以上顆間部があけば形としてはO脚と考える。まっすぐな脚でも足関節の果間距離がある例は,踵骨の内反があると考える。踵骨内反をもつ患者さんは機能的には余計に内反膝が増強される。

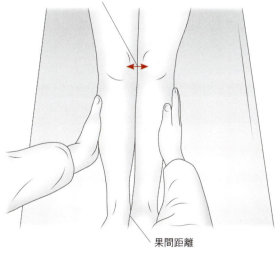

傷の見逃しも複数例経験がある。また円板状半月板ではいろいろな障害を起こし、手術の既往も多く、外側型OAになっていく患者さんも珍しくない。しかし基本的には軟骨が消失しても痛みのケアは内側ほど困難ではない。コントロール可能な膝痛として落ち着くことが通常である。膝蓋大腿関節症（PFOA）には明瞭なアライメント異常（PFコングルエンスの不良）のほかには原因背景が特定できないことが多く、その進行には謎が多い。しかし荷重屈伸をうまくコントロールすればPFOAのケアは困難ではない（**図16**）。

■ 股関節内旋・外旋

膝の診察をする際、一度簡単に股関節を内旋・外旋してみて、それぞれの角度と誘発痛をみておきたい。股関節痛が膝の痛みとして自覚されることは小児期ばかりではない。膝OAにも隠れて存在することもある。また内旋角度が大きい股関節は大腿骨頚部の前捻が大きい。PF関節に負担のかかりやすい下肢である。また内旋＋外旋の角度が90°を超える関節は緩く、一方70°以下の関節は硬い。股関節の動きを保つことは全身のスムーズな動きに大切である（**図17**）。

Column

股関節由来の膝痛

膝OAに対してTKAを依頼された患者さんで、確かにOAは明らかだったが所見が乏しく、すんでのところで股関節OAによる痛みだったことを見逃すところだったことがある。紹介医も本人家族も膝が悪いと思い込んでいた。膝OAがある程度高度であると見過ごされてしまうことも可能性がないわけではない。リドカイン®テストは人工膝関節手術前には必ず行っておきたい検査である。また紹介来院したときにはすでに左股関節症が末期になっている患者さんもいた。ずっと膝が悪いと信じていたようだ（**図18**）。

■ 膝可動域計測

伸展は絶対的に測定し、1°単位で評価する。正常の過伸展2°が基準である。伸展制限の有無と程度の評価は大切である。屈曲角度は5°単位で計測、屈曲角度を120°以上保っていることは膝機能の維持で大切である。さらに90°屈曲が維持されているかは、人工膝関節手術での機能回復の良否の基準となる大切な角度である（**図19**）。最終屈曲は正座動作の可否が評価基準となる。伸展制限はわずかでも重要であり、絶対的な角度が0°を下回らないように十分な日常の訓練が必要である。屈曲は120°を下回ると、階段の下り動作に支障が出てくるため、とにかく最大屈曲を保つように指導する。

図16 膝痛治療の難しさ

二足歩行の荷重条件からみた膝OAの扱いやすさ。
内側型：内側への基本的な負荷が高いために悪循環を起こし治療が難しい。最も頻度の高いOA。
外側型：外側関節への基本的な負荷は小さいため関節面への荷重負荷はごまかしやすい。しかし外側の痛みは関節周囲に多く，痛みとしてはかえって鋭い痛みになる。
膝蓋大腿型：PF関節裂隙が消失しても荷重屈伸を避けて，さらに膝蓋骨の可動性をよくすれば痛みの治療としてはあまり困難はない。

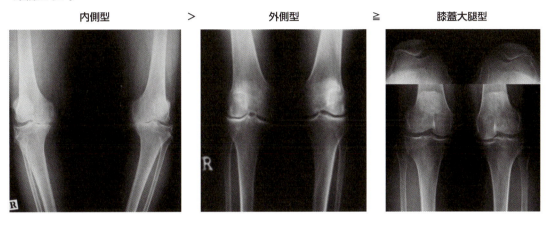

内側型　＞　外側型　≧　膝蓋大腿型

図17 股関節の内旋・外旋角度計測

下肢のアライメントの評価は正面からみたものだけではない。大腿骨，下腿骨の捻じれである軸性のアライメントの評価も忘れないようにしたい。軸性アライメントの評価を数値的に示すことは一般診療的には易しくない。しかし股関節の内旋・外旋の計測を行うことにより，大腿骨近位の捻じれについて数値的な評価を行える。内旋角度が外旋角度よりも大きければ大腿骨近位の前捻が強いことが示唆される。また内旋と外旋角度の和が90°を超えれば関節の弛緩性があるととらえる。

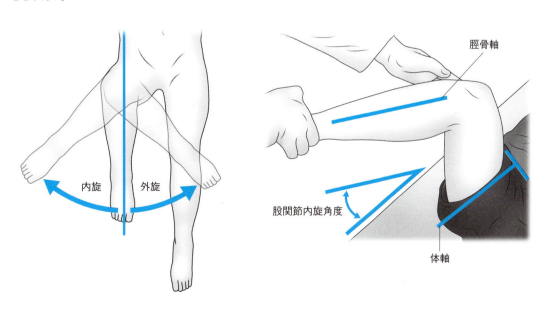

図18 左股関節症

82歳，女性。3年前から左大腿痛が出現し悪化したが，近医では特にどこが悪いと診断されずにリハビリを受けていたが改善しなかった。3年半以上経ってようやく左股関節症が判明した。ルーチンで下肢全長を撮影するとこのようなことは少なくなると思われる。
a～c：単純X線像，a：膝蓋骨軸射像，b：立位荷重位正面像，c：屈曲荷重位正面像，d：立位正面下肢全長像，e：dの股関節部の拡大像。

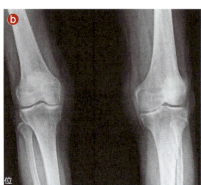
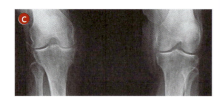
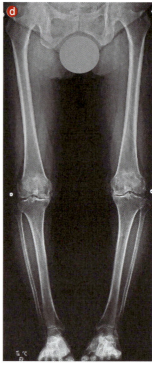
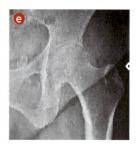

図19 膝ROM計測

膝の最大伸展角度と最大屈曲角度を他動的に計測する。下肢の外側に立ち，大腿骨軸は大転子と外側筋間中隔を結んだ線，下腿軸は脛骨軸で代表する。最大伸展角度は2°程度であり，軽度の過伸展を示す。最大屈曲角度は腿の太さによって影響を受けるが，130～150°程度である。左右差を評価することと，絶対的な角度，どちらも重要である。最大伸展角度差は1°単位で，最大屈曲角度は5°単位で評価する。5°以上の過伸展や0°以下の最大伸展角度は特徴としてとらえておく。最大屈曲は正座動作の可否で評価する。
a：最大伸展角度の計測
b：最大屈曲角度の計測

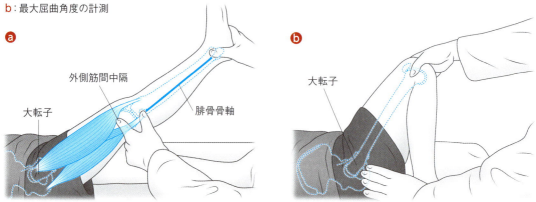

①膝蓋骨を8方向から移動させて誘発痛をみる

　膝の痛みで最も頻度の高い膝伸展機構の痛みの中心は膝蓋骨である。膝蓋骨に付着する膝蓋下脂肪体を含めた滑膜関節包や線維性関節包が，膝前部痛の元になる。膝蓋骨を移動させて誘発痛があれば，膝蓋骨周囲の癒着や拘縮があり，それらが膝痛の1つの要素になっていると考えてよい。また忘れてならないのが，膝蓋下脂肪体由来の痛みの誘発と考えられる膝伸展位での膝蓋腱の圧痛である（図20）。

②優しく伸展強制をしてみる（図21）

　痛みがなく，伸展制限もなければそれでよい。強制時痛があれば，治療の対象となる。膝の前に痛みを感じれば膝蓋骨・膝蓋腱（膝蓋下脂肪体）の柔軟性を増すように膝蓋腱上をほぐしてみる。また膝の裏側に痛みを感じれば腓腹筋を中心とした柔軟性の回復が強制伸展時痛を改善させる。セッティングもやりやすくなる。

③優しく屈曲強制をしてみる（図21）

　痛みがあるか患者さんに尋ねる。突っ張り，硬さがどこにあるかで，柔軟性の不良になった＝痛みの原因になっている部位がわかる。硬い部分，痛い部分を積極的にほぐすことが屈曲の改善につながる。

図20　ストレッチ

膝蓋骨8方向からの移動での誘発痛と膝蓋腱上の圧痛。それぞれの手技による誘発痛の存在は，膝前部痛を訴える患者さんでは重要な所見である。
a：8方向からのストレッチ
b：膝蓋腱上のストレッチ（ほぐし）

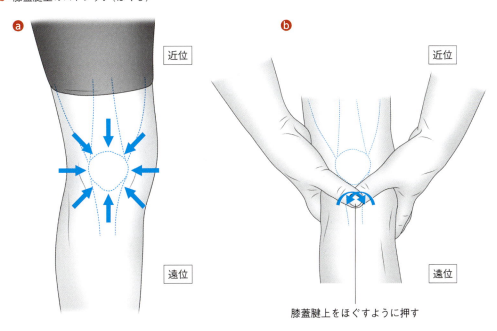

図21 優しい伸展強制・屈曲強制

優しく伸展強制・屈曲強制をしてみる。伸展や屈曲を強制した際にどこが痛いかで，痛みを発している部位や組織が推測できる。
a：優しく伸展強制，b：優しく屈曲強制。

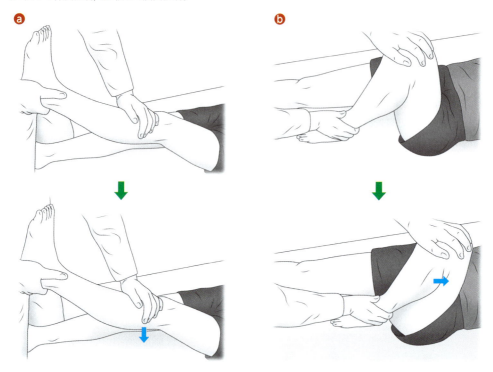

X線像の評価

　是非とも下肢長尺X線像と屈曲荷重正面像を撮像すべきである。左右での比較，絶対的な評価，どちらも大切である。今後の治療の目標，効果の目安となる。どこにどれだけOAがあるか見極める。しかしOAの程度が患者さんの表側への痛みを直接説明するとは限らない。軟骨遺残の有無もみる。軟骨が遺残していれば保護する価値がある。軟骨遺残例での膝痛の治療は一般的に困難ではなく，また痛みのとれ方もよい。ゴールを高く設定できる。

■ 下肢アライメント計測と下肢長尺X線像での評価

　臥位，立位でともに評価する。内反・外反・中間アライメントの評価を行う。どの程度の内反・外反があるのか。足関節内果が付かない足では踵骨の内反拘縮を確認することが必要である。踵骨内反脚では機能的にさらにO脚は助長されることになる。
　下肢全長を撮影した長尺X線像で大腿骨骨頭中心と距骨中央を結んだMikulicz線で膝関節部を通過する点を，内側裂隙の内側端からの%でとらえる。膝外側角（femorotibial angle；FTA）で表記する方法もある。細かい作図は骨切り術をする際には必要である（図22）。

下肢の動的な変形としては脛骨外側スラスト（thrust）が重要である（図23）。この変形は内側型OAの進行に伴う特徴的な膝関節のずれであり，コントロールの難しい内側型OAの1つのパターンである。あまり肥満が強くないO脚の目立つ内側型の患者さんであり，荷重負荷の増加による痛みが示唆されることが多い。身体は柔らかい傾向があり，概してROMは保存されており伸展制限も少ない。

図22　立位長尺X線像

初診時のルーチン撮影に加えたい。下肢のアライメント評価を数値化できる。股関節や足関節の異常のスクリーニングが可能である。
a：両膝ともに内反変形を示す内側型OAである。右THA，右足関節の関節裂隙が消失している。
b：右THA，右膝外側型OA，外反膝を示す。左足関節の関節裂隙は狭小化している。

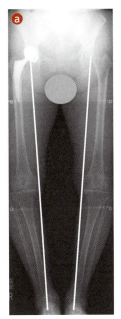
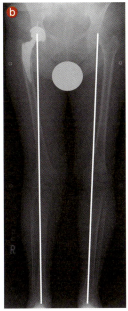

図23　外側スラスト（lateral thrust）

下肢荷重線が内側に偏位し，外側の軟部組織に弛緩性があると，脛骨関節面の内方への傾斜も手伝って大腿骨関節面に対し脛骨関節面が横すべりして，機能的には内反が増す。このような歩行を示す例では内側痛が惹起されやすく，その痛みのコントロールは易しくない。

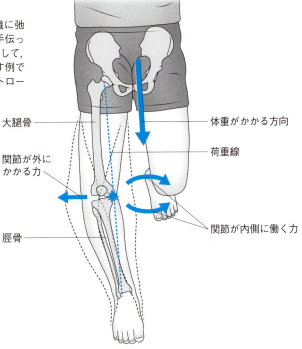

大腿骨
関節が外にかかる力
脛骨
体重がかかる方向
荷重線
関節が内側に働く力

治療と治療の基本

　膝伸展機能保持は膝機能の維持回復に最も大切である。その基本は大腿四頭筋のセッティングである。膝伸展動作をスムーズにできないようでは膝機能の正常化や維持は困難である。患者さんのセッティング実施状況と伸展制限に応じて，3種類のセッティングに分けて指導する。どの方法がその患者さんに適しているか，指導する（図24）。治療の進行でセッティングの方法も変えていく必要がある。

　セッティングがいかに膝の痛みや機能のコントロールに大切であるかは，伸展機構の解剖をみてみると理解しやすい。膝蓋下脂肪体は内側・外側の滑膜ひだから膝蓋骨上のひだを介して膝関節筋につながる。大腿四頭筋セッティングにより膝伸展機能はすべてストレッチされ，同時に関節内の滑膜ひだもストレッチされる。炎症や加齢により線維化を起こし痛みに敏感になった組織を伸ばし，その疼痛閾値を和らげる（図25）。

　伸展制限の背景にある膝裏の硬さは腓腹筋全体の筋緊張の高まりを示唆する。カーフパンピングや腓腹筋全体の緊張改善が必要である。また膝裏の拘縮にはハムストリング群の拘縮もある。ヒップリフトによるハムストリング筋の運動も大切である（図26）。

図24　3種類の大腿四頭筋セッティング

大腿四頭筋のセッティングが十分にできることは膝痛の治療基本である。ところがセッティングがうまくできない患者さんは少なくない。うまくない患者さんにうまく大腿四頭筋に力が入るように指導することが大切である。著者は3種類の大腿四頭筋のセッティング動作を患者さんの状態に応じて指導するようにしている。拳をつぶすセッティングはうまく力が入らない患者さんに，バイオフィードバックで力の入り方を自覚してもらう。踵を上げて反らすセッティングは，セッティングをした際に膝の裏や前に痛みや突っ張り感を訴える患者さんには積極的に勧める。

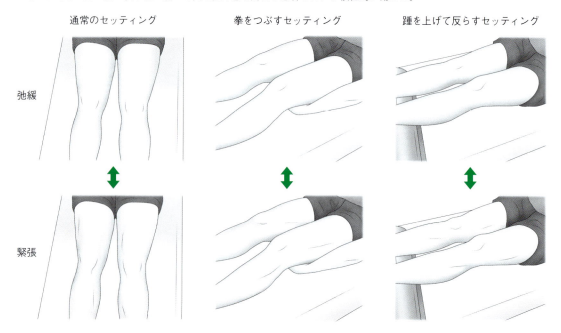

通常のセッティング　　拳をつぶすセッティング　　踵を上げて反らすセッティング

弛緩

緊張

図25 膝伸展機構の解剖

膝伸展機構を裏打ちしている膝蓋下脂肪体は、内側滑膜ひだから膝蓋上ひだまで連続している。膝蓋上ひだは膝関節筋に連続していて、膝の屈伸に伴って、スムーズな動きをするような構造となっている。大腿四頭筋のセッティングを行うと、筋力によって膝蓋下脂肪体＝滑膜ひだ複合体を近位に引っ張ることになる。つまり大腿四頭筋セッティングは、膝関節で最も痛い組織の内的なストレッチである。そのため膝痛の緩和効果があると考えられる。筋力強化とは別の直接的な疼痛緩和メカニズムが働いている。

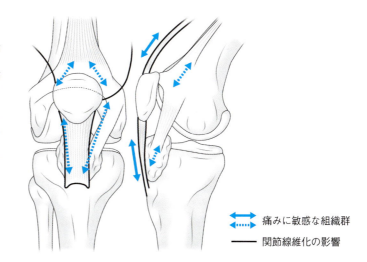

⟷ 痛みに敏感な組織群
── 関節線維化の影響

図26 カーフパンピング，ヒップリフト

a：カーフパンピングは、足首を足指を含めて力いっぱいゆっくり（5秒ずつ）背屈と底屈を繰り返す訓練である。この動作に違和感がないことが大切である。
b：ヒップリフトは最も簡単な膝屈筋・殿筋などの訓練である。特に膝屈筋に硬さや弱さを認める例では欠かさず行うように指導している。

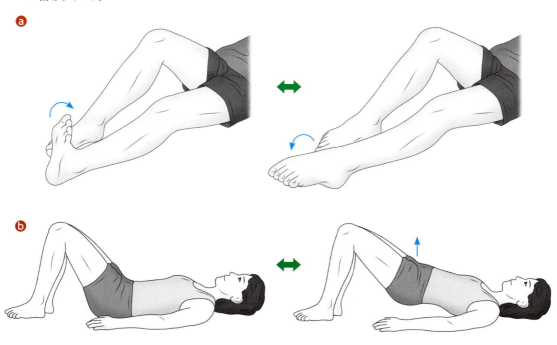

■ 薬物治療

基本は決まっている。最も大切なことは関節炎のコントロールである。関節炎が治まらない限り，治療は前進しない。安静（杖の使用），クーリング，包帯・サポータ，ヒアルロン酸の注射，予防的なCOX-2阻害薬の内服，NSAIDs湿布を炎症が治まるまで繰り返す。炎症があっても完全伸展の維持・獲得，屈曲角度の悪化の防止は常に大切である。炎症が治まれば，塗布剤を利用した疼痛・拘縮の改善の訓練が主体となる。

■ 運動療法

基本は大腿四頭筋セッティングとカーフパンピング，ヒップリフトである。それらが十分にできて歩行がある程度継続して可能になったが，なおかつ階段の下り動作に困難を訴える患者さんでは，手で支えながらの片足屈曲訓練を，5秒キープで10回を1セットとして試してみる。スクワット運動も，標準的な治療が奏効して歩行ができるようになった患者さんでは勧めてよい。カーブス®などでの機械を用いたサーキット訓練は，気分転換，エネルギー消費という意味で意義がある。しかし下肢の運動は基本的に勧めない。やってもよいのはゆっくりしたハムストリング強化，負荷の軽い途中で止めるレッグプレスくらいであろうか。

著者が患者さんに許可している運動については「一般的な保存治療（p.154）」で述べたい。

III

画像診断 × 膝痛

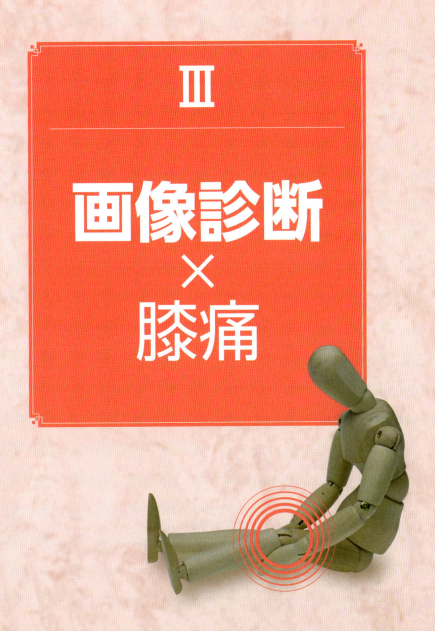

Ⅲ 画像診断 × 膝痛

痛みの原因を画像にみる

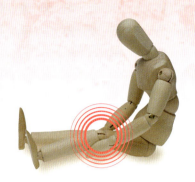

MRI

■ 関節面の痛みとその解釈

　最近はどうもMRIのほうが単純X線画像よりも絶対的に優れていると考えている医師が少なくない。時代の変化かもしれない。MRIだけしか撮らない医師もいるようである。

　確かにMRIの情報量は多い。構造的な変化は何でもみえている。その膝の痛みの解釈を担当医なりに理屈付けることはできる。しかしその正しい解釈が問題である。治療する側としては構造の変化を改善することは基本的に容易でない。従って，目にみえない「痛み」に対するMRI所見の解釈には注意が必要である。むやみに構造の再構築や除去，すなわち手術を正当化してはいけないのである。いろいろな種類の画像検査を参照すべきである[1]。しかしながら膝OAと痛みの関係を大雑把にみれば，痛みの程度と構造的な変化の大きさは相関するといえるようである[2]。

　膝の痛みの原因をMRI所見に求める際，軟骨下骨の輝度変化をその原因として求めることが少なくない（図1, 2）[3]。bone edema（骨浮腫）やbone marrow lesion（骨髄病変）と表現される場合も多い[4〜10]。確かにOA膝や過負荷，また外傷後の痛みにおいて，それは当てはまることが多い。著者の経験ではOA膝でみえる軟骨下骨の変化は，軟骨機能の消失（あるいは低下）と荷重部への骨組織への過負荷を生体が感じていること意味する。すなわち軟骨が全層欠損し，さらに同部位の負荷によって痛みを生じている例が多い。同部位では骨と骨が関節面をなしている，骨の痛みになっている[11]。

　骨同士が荷重屈伸するために起こる「骨の痛み」に対する治療もいろいろと考えられるが，根本的には負荷量の調整，適正化が必要である。労働量や，運動量，体重，アライメントの適正化であり，運動量の調整，減量，職種の変更，装具や手術がその対処法となる。どれも簡単ではない。

　外傷後の続く痛みや疲労骨折におけるMRIの威力は大きい。外力が大きかった場合や痛みが強い場合，痛みがなかなかよくならない場合，軟骨下骨の変化は外力の大きく作用した部位や範囲を教えてくれる（図3, 4）。骨挫傷や不顕性骨折と表現される[12]。骨内の輝度変化によって受傷機転を推し量ることができることもある。

　しかしこれら外傷後の痛みに対する治療法としては，痛みの治療よりも，傷んだ組織の治癒や修復，靱帯では再建などの手段が必要な例も少なくない。軟骨損傷の例ではその対

III 痛みの原因を画像にみる

図1 軟骨下骨の輝度変化症例①
66歳, 女性。両膝痛。特に右膝痛が強い。
a：立位伸展位正面X線像。右膝内側の関節裂隙の狭小は明らかである（矢印）。屈曲荷重位（下段）では軽度の裂隙狭小化である。
b：右膝MRI。上段は冠状断脂肪抑制像。内側コンパート関節軟骨下骨部の高輝度像が大腿骨側・脛骨側にみえる。骨棘に乗るように内側半月板の逸脱がみられる（矢印）。軟骨はほぼ消失している。下段は矢状断像伸展荷重部位軟骨下骨に低輝度像が認められる（矢印）。

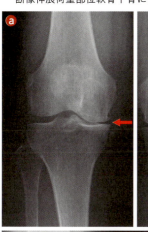
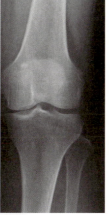
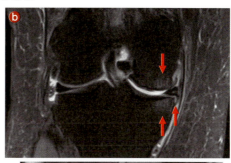
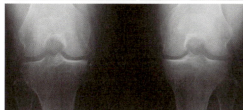
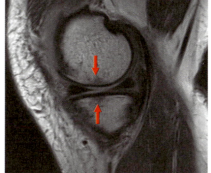

図2 軟骨下骨の輝度変化症例②
54歳, 男性。内側膝OA。右膝の動作時痛から強い痛みを自覚するようになって来院した。
a：45°屈曲荷重位X線像。内側裂隙の狭小化を認める（矢印）。
b：MRI脂肪抑制像。大腿骨内側顆部の広範囲の高輝度所見を認める（矢印）。内側半月板の変性断裂と軽度の逸脱（矢印）がみられる。

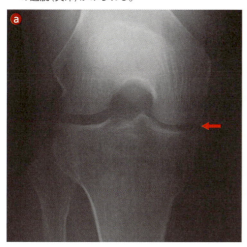
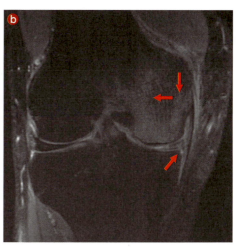

処は複雑である。外傷によって全層欠損が生じた場合も部分損傷の場合も症状はかなり多彩である（図5）。著者は軟骨損傷後に症状を生じていること自体が問題と考えている。痛みが出る患者さん，なかなかよくならない患者さんは，何らかの痛みの素質があると考えるべきである。その素質は，痛みを感じやすい体質，軟骨が弱い体質，炎症を起こしやすい体質などであろう（図6）。それらは重複している場合も少なくない。従って痛みがとれず，軟骨が欠損しているという所見があっても，軟骨を植えればよいという単純な解決法が奏効するとは限らない。軟骨欠損に対する治療は，治療を受ける対象者の関節の素質に応じた効果が得られると考えるべきである。これらはモザイクプラスティーでも細胞移植などの再生医療でもしかりである。作ったものの性能は，正常の約50％と考えるべきである。またOA変化であればその進行過程を真に変えることは，手術では困難だと考える。

図3　MRI高輝度像①

46歳，男性。右膝腫脹。スキー大回転で60km/hくらいのスピードで転倒。外傷機転としては，膝伸展位から過伸展するように外側から荷重して脛骨外側に圧迫力が加わり，顆間窩から内側上顆に至る剪断力を受けたと想像される。
a〜cの単純X線像では明らかな骨傷は不明である。
d：MRI脂肪抑制前額断像では内側顆上から顆間窩の頂点に至る線状の高輝度像，脛骨中央から外側に斜走する高輝度像を認める（矢印）。
e〜gは外側，顆間，内側の矢状断像であるが，脛骨遠位下方から中央関節面に至る高輝度像を認める（矢印）。fでは前十字靱帯脛骨付着部の高輝度像を認める（矢印）。

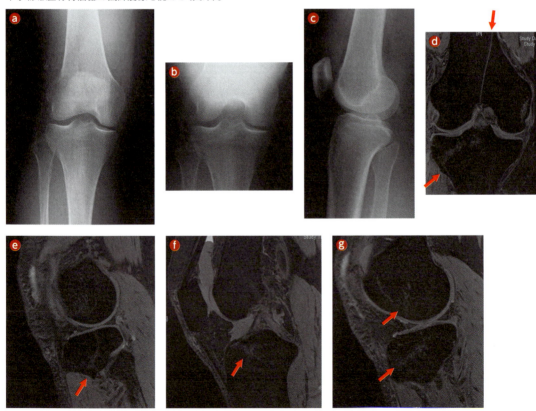

図4 MRI高輝度像②

18歳，女性。Vリーグセッター内定選手。2カ月前から急激な疼痛発症。
a, b：単純X線像で膝蓋骨下棘部に横走する線状陰影が明らかである。
c：脂肪抑制矢状断像では膝蓋骨下棘部に横走する線状の陰影をまたいで，膝蓋骨中央から遠位，膝蓋腱にかけて広範囲の高輝度像が認められる。骨組織と膝蓋腱の過負荷による腫脹を疑わせる。高輝度像の範囲から90°以上の膝屈曲位での過負荷を想像させる。
d：脂肪抑制前額断像では，疲労骨折が膝蓋腱付着部の中央から外側に及んでいるのが明瞭にみえる。

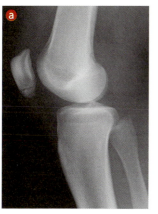
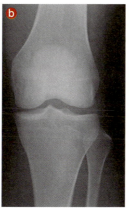
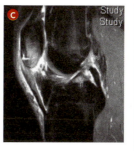
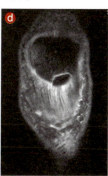

図5 軟骨全層欠損症例

23歳，女性。バスケットボール選手。右足での切り返し動作で受傷した。
a, b：X線像。小さい内側・外側の骨棘が認められる（矢印）。
c, d：MRI。大腿骨外側顆外側屈曲荷重部位での軟骨全層欠損（矢印）を認める。
c：脂肪抑制前額断像，d：脂肪抑制矢状断像。

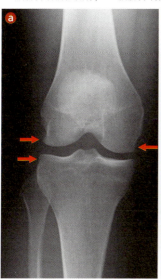
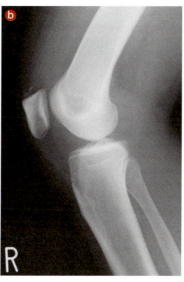
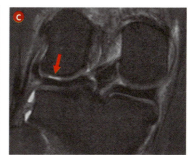
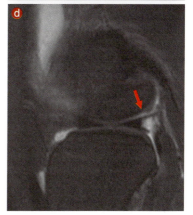

図6 軟骨欠損症例

23歳，女性。バレーボール選手。
大学生時代に左膝捻挫でMRI上外側脛骨高原中央後方に軟骨損傷を認めるが，炎症のコントロールによりプレーに復帰(a〜c)。その後Vリーグ選手として1年経過したが，関節炎症状と踏み込み時の左膝の疼痛が悪化した(d〜g)。
a：脂肪抑制前額断像，b：脂肪抑制矢状断像，c：T2強調矢状断像(矢印は軟骨損傷部)。
d：膝蓋骨X線軸射像。軽度の膝蓋骨外側傾斜と左の骨量の低下を認めるのみである。
e〜g：MRI。水腫と外側脛骨高原の軟骨損傷の広がり(矢印)，膝蓋骨と膝蓋骨滑車の軟骨欠損を認める(g矢印)。
e：脂肪抑制前額断像，f：プロトン強調矢状断像，g：脂肪抑制矢状断像。

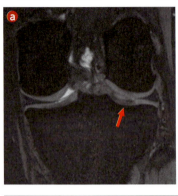
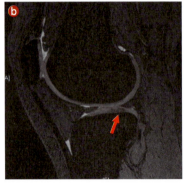
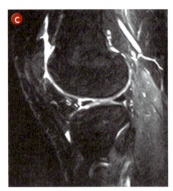
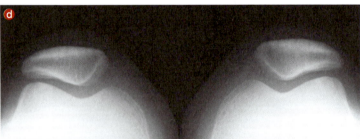
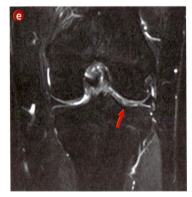
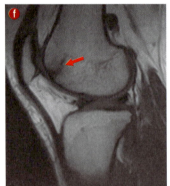
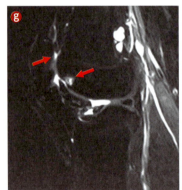

膝蓋腱炎（症）の治療とMRI所見

　軟部組織の変化と治療法という意味では，膝蓋腱炎（症）を例にとるとMRIの有用性はわかりやすい。「ジャンパー膝」は，膝蓋腱炎（症）を代表としてジャンプを繰り返す競技者で多く発生する膝前部痛の症候名としてよく知られている[13,14]。膝伸展機構のどの部分に痛みの原因があっても膝蓋腱炎という診断がなされる可能性がある。しかしこれまでの経験では膝蓋骨上極，すなわち大腿筋腱や広筋の付着部としてのジャンパー膝は，膝蓋骨のストレッチや四頭筋痛のケアで改善し，長期間にわたり問題となる膝痛を残すことはなかった。膝蓋骨の内外側の痛みも同様である。結局，長期間にわたり患者を悩ませ，治療の対象となって著者のところにやってくるスポーツ選手（著者の場合，多くはバレーボール選手だが）の示す疼痛部位は，膝蓋腱の近位，膝蓋骨への付着部周辺である。それらを狭義の膝蓋腱炎として理解している。その病態は膝蓋腱付着部の付着部障害であり，enthesis organの概念から，膝蓋腱の繰り返し負荷に対し膝蓋下脂肪体が反応して疼痛を生じると考えられる[15~17]。膝蓋腱炎の病期進行の最終段階[18]は膝蓋腱の断裂であるが，バレーボール選手での経験はない。膝蓋腱炎の治療上大切なMRI所見は膝蓋腱付着部の構造的な変化であり，それが治療への反応性と，予後を決定すると考えている。膝蓋腱の断裂が進むとさらには膝蓋骨骨膜が疼痛の場として問題になってくる。

　MRI上膝蓋腱炎の病期は，①正常，②膝蓋腱付着部の肥厚を示す例，③膝蓋腱付着部後縁に高輝度部がある例，④膝蓋腱付着部後縁の断裂，⑤膝蓋腱付着部の全断裂と進行する。各症例④と⑤の間に膝蓋腱後方が再度膝蓋骨と癒着しているようにMRI上みえる例もある（図7）。

　①～③の例では保存的な治療でほぼ治癒する，しかし④，⑤では繰り返し治療を要することが多く，④ではなかなか症状を抑え込むことは易しくない。治療法については「いろいろな膝痛（p.12～16）」「痛点ストレッチの実際（p.124～126）」を参照されたい。

　一方，これも有名だが，MRI上膝蓋腱の変性所見を示す障害もある（図8）。このタイプの膝蓋腱異常の経験は少ない。著者の経験ではスポーツ選手の膝蓋腱炎で腱の変性所見を示す例は限られている。おそらく異なる病態の疾患であると想像される。

膝の痛みと骨壊死

　OAのMRIの所見でよく認められるのが，「骨壊死」という評価である。SONK（spontaneous osteonecrosis of the knee：特発性大腿骨内側顆骨壊死）は，著者の理解では骨粗鬆症を基盤として，軽微な外傷を発端として発症する特徴的な病態であり，大腿骨内側顆の無腐性部位は膝伸展荷重部位を中心に生じる（図9）。しかし膝痛患者の多くはMRI上の壊死部は屈曲荷重位である。OAの多くは伸展位ではなく屈曲45°を中心とした荷重部で過負荷を示し，MRI上で軟骨下骨の輝度変化を生じている。形もSONKでは半円形で整っているのに対し，同じ軟骨の消失したOAでも「痛い」OAではMRI上の変化を示すが，その軟骨下骨の輝度変化部位の形態はいびつであることも多い（図10）。一方「痛くない」OAでは軟

図7　膝蓋腱炎のMRI所見（膝蓋腱近位付着部の変化）

a：付着部の腫脹，b：付着部後面の高輝度像，c：付着部後面の断裂像，d：付着部後面の断裂像＋修復，e：膝蓋骨前面に至る高輝度像，f：膝蓋骨前面に至る高輝度像＋膝蓋骨下端の骨棘形成．

膝蓋骨前面に至る高輝度像（e, f）に損傷の広がりとしては分類できそうである．しかしcの断裂像には後面の修復像ともみられる低輝度バンドが認められる例も多い．またe, fのように高輝度像が膝蓋骨前面に至るようになると，膝蓋骨下端が骨棘形成を伴うように伸長してくるようである．

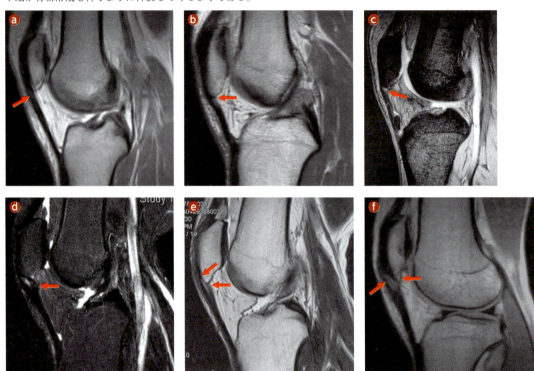

図8　膝蓋腱炎，腱実質変性症例

28歳，男性．左膝前内側の腫脹と疼痛．初診時膝蓋腱前滑液包炎を疑わせた．MRIでは膝蓋腱近位1/3に線維の乱れ，膨化，輝度変化を認め腱実質の変性を疑わせた．
a：脂肪抑制前額断像．変性部が高輝度にみえる（矢印）．
b：脂肪抑制矢状断像．膝蓋腱近位部の高輝度は皮下にも及んでいる（矢印）．

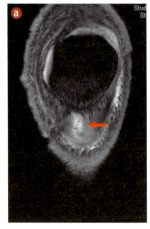
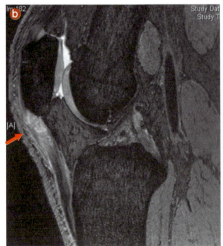

図9 SONK典型症例

73歳，女性。OA荷重部輝度変化で骨壊死と診断された。
a：脂肪抑制前額断像。内側顆パートの軟骨の摩耗と内側半月板の逸脱がみられる（矢印）。
b：プロトン強調矢状断像。

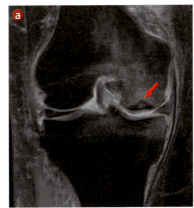
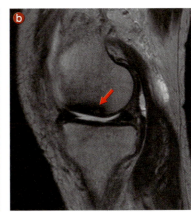

図10 軟骨の消失した「痛い」OA症例

55歳，女性。両膝痛（右＞左）。肥満を認める。8年前両膝痛と腫脹を生じ，その後悪化した。
a, b：内側型OAで，伸展位で裂隙が狭い。伸展位ではK-L分類グレード3, 屈曲位ではK-L分類グレード2である。
c：MRI脂肪抑制前額断像では内側関節軟骨下骨の高輝度像がみえるが，荷重下では内側半月板の逸脱はもっと高度であると考えられる。
d：MRIプロトン強調矢状断像では伸展位荷重部軟骨下骨の低輝度部位を認める。

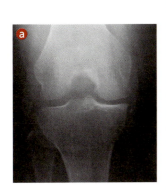
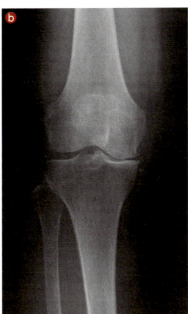
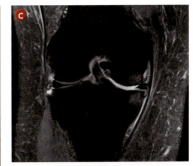
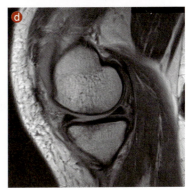

骨下骨の変化が目立たない。これらの所見は軟骨下骨由来の膝痛を証明する所見と解釈できる。内側型OAのTKA例では軟骨下骨の輝度変化部位ではTNF αなどが高度に発現しているという研究報告がある[19]。骨性の痛みの裏付けとなる所見といえる。

「壊死」という表現は患者さんにとっては非常に重く，脅迫感がある。誤った脅迫は現に戒めなければならないが，正しいSONKであっても患者さんには柔らかい表現をしていただきたいものである。激痛から発症して，激しい痛みが数カ月にもわたって継続する傾向のあるSONKであるが，膝の機能についてみると，正しい保存治療を指導すれば予後が悪くない患者さんも珍しくない。SONKは骨の病気であり，OAは軟骨の病気と単純に解釈でき，区別できる。最終的にはSONKもそれぞれの軟骨の摩耗の程度や膝の内反，内側半月板異常の程度によってその予後は決定される[20,21]。

膝OAのMRI所見は多彩である。軟骨の摩耗の程度や摩耗の部位もさまざまである。内側型OAとみえても軟骨摩耗が外側である例もある。またスラスト現象は難敵である。スラストは内側の軟骨摩耗だけではなく，内外側の軟部の弛緩を伴って変形が不可逆的になっていく。軟部組織が柔らかい傾向があり，前十字靱帯の機能低下が潜在する。伸展制限は少なく，軟骨欠損へと進まないうちからコントロールの難しい痛みが生じる。

Column

大腿骨内側顆無腐性壊死は本当の壊死ではない

先日，福岡大学の山本卓明教授の講演を拝聴する機会を得た。先生は大腿骨内側顆無腐性壊死は小外傷に基づく関節軟骨下骨の脆弱性骨折がその原因であり，壊死部として考えられている部分は外傷後の負荷が続いた結果による骨壊死様所見であり，血行の障害による真の壊死ではないと断言されていた[22]。またSONKを報告した最初のArthritis Rheumatology（AR）の論文にも，なんと病理上骨壊死を認めていない。それなのにSONKという論文タイトルを用いている。固定観念が病名を変えてしまった例である[23]。われわれは常に患者さんに起こっている事実を真にとらえ，偏見のない科学的な判断に基づいた治療を行っていくべきである。

いわゆるSONKの治療は，発症後2カ月の荷重制限から始まるべきである。

膝の痛みと内側半月板の変化

内側半月板の変化も同じ内側型OAでもさまざまである。軽度のOAでも内側半月板の大きな逸脱がみられたり（図11），一方，半月板の逸脱は目立たないが，内側の軟骨摩耗が進んでいる例がある（図12）。早期OA（early osteoarthritis）という呼び名と概念が広まりつつある[24, 25]。保存治療の方法に大差はないが，低侵襲な外科治療を考慮する際には，軟骨摩耗が進まないうちに手を打つ必要がある。症状は改善しても，軟骨摩耗や半月板機能の総体としての関節裂隙は，ほぼ例外なく年々狭くなっていく。荷重分担能の低下である。

図11 内側半月板が大きく逸脱した症例

76歳，女性。左膝内側痛。一般的に内側OAに伴う内側半月板の逸脱は，外側OAに伴う外側半月板の逸脱より頻度は高い。本症例のように軽度のOAでも内側半月板の大きな逸脱が認められることもある。通常内側半月板の後内側を中心に変性や変性断裂を認める。
a, b：X線像。a：立位伸展位正面像，b：屈曲荷重位像。c〜e：MRI。

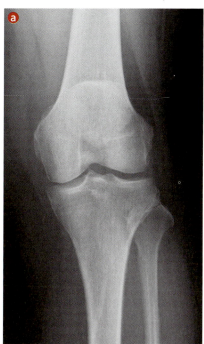
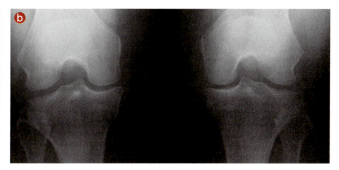
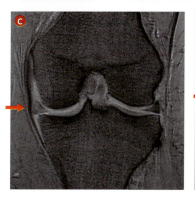
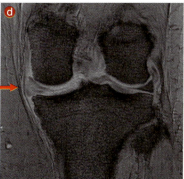
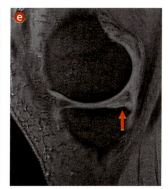

る。変化が進めば，関節全体の変化が進む。治療ターゲットは広がる。当然といえば当然であるが，どんな治療も老化そのものを完全に止めるものではないのである。できるだけ老化の進行を遅らせ，痛みのない状態を長期間維持することが望まれる。

図12 内側の軟骨摩耗が進んでいる症例
48歳，女性。右膝痛。MRIでは内側半月板の逸脱は目立たないが，半月板に対応する軟骨の摩耗が進んでいる。
a, b：X線像。a：伸展荷重位像，b：屈曲荷重位像，c, d：MRI。

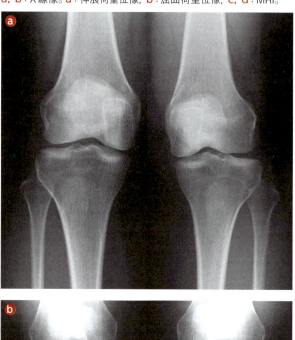
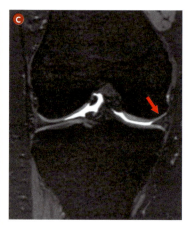
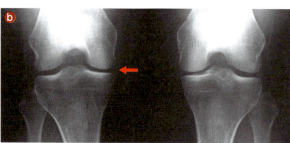
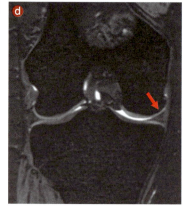

外側型OAと外側半月板の変化

外側型OAは内側型と比較すると数が少ないばかりでなく，外傷やその後の治療を受けた例が多い。つまり二次性のOAが多い。外側型の二次性OAの原因で多いのは，外側円板状半月板の障害であると考えられる。円板状半月板は明らかな外傷の有無にかかわらず，構造的に断裂や変性を起こしやすい。断裂や変性を起こせば，外側型OAの誘因となる。また不完全円板状半月板はスポーツ選手などで損傷を引き起こしやすい（図13, 14）。さらに外側半月板は可動性が大きく，小児期にも損傷が多いと想像される。しかし小児ではROM制限や痛みが早期に改善しやすいため，確定診断が付けられずに長期間経過し，離断性骨軟骨炎や二次性OAを引き起こしたと考えられる例も少なくない（図15〜17）。外側半月板損傷の術後は，多かれ少なかれ外側半月板の機能は低下する（図18）。機能の低下は半月板のボリュームの低下と逸脱を伴い，外側半月板の荷重分担能を低下させる。この変化は不可逆的かつ進行性であり，徐々に外側関節軟骨の変性・摩耗を伴いOAが進行する（図19）。MRIは軟骨，骨，骨棘，半月板，靱帯などすべての構造の変化がみえる。観血的

図13　不完全円板状半月板修復症例①

21歳，男性。左膝。
a, b：X線像，c, d：MRI。c：術前MRI T2強調前額断像。外側円板状半月板損傷が疑われる。変性逸脱も認められる。d：術後MRIプロトン強調前額断像。軽度逸脱の改善を認める。

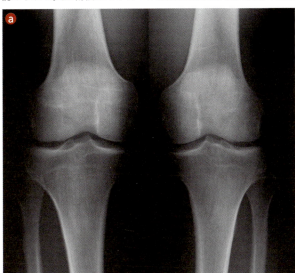
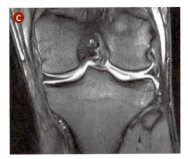
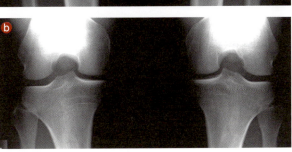
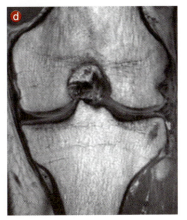

治療においてMRI所見は，その適応や方法の決め手になる。MRIはどんなに深読みしてもしすぎることはない。しかし観血的治療の方法には限りがある。できる方法とその効果を天秤にかけて手術は選択されるが，その効果の永続性も，経過を追ってMRIから読み取ることができる。

一方，画像所見上からも膝OAの痛みと腓腹筋腱障害の関連が示唆されている[26]。

膝蓋大腿関節痛について

30年以上前，膝の痛みに興味をもったころは若い女性の膝痛が多かった。それらの患者さんはどこへ行ったのだろう。そのころは膝蓋大腿関節のアライメントや不安定性に痛みの原因を求め，X線像やCTを用いた下肢アライメントの評価を一生懸命行っていた[27]。確かにPFアライメント異常は痛みと相関するのであるが[28, 29]，治療としては形を治せば解決するという単純な問題ではないのである。著者のPF痛に対する脛骨粗面移行や外側解離術の術後15〜20年以上の長期経過は悪くないが，手術治療の付加価値には疑問もある。

図14 不完全円板状半月板修復症例②
18歳，男性。サッカー部。2〜3年右膝外側の引っかかり疼痛を繰り返していた。
a, b：両膝正面伸展位と屈曲位。屈曲位正面像（b）では右外側の裂隙狭小が明らかである（矢印）。
c, d：MRI脂肪抑制前額断像では外側半月板中節が小さく，さらに後節の複雑な損傷が示唆される（矢印）。
e：矢状断像では外側半月板の中後節部の辺縁の異常が示唆される（矢印）。

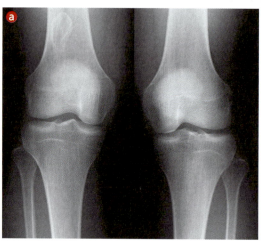
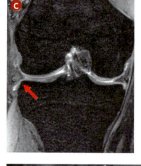
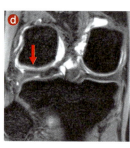
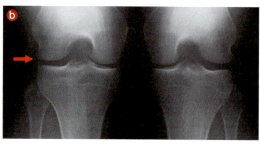
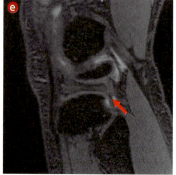

図15 ガングリオンに合併した円板状半月板を形成した後の経過不良例

5歳，男児。右膝痛，外側関節裂隙腫脹に対し，右外側円板状半月板形成術，ガングリオン切除術を施行した。
a：初診時屈曲荷重位正面像（術前）
b：術後2年2カ月屈曲荷重位正面像。その後経過観察を続けたが，運動量の増加に伴って関節痛が出現した。
c〜e：術後3年8カ月時点（c）でMRIでわかるOCD病変は，術後7年4カ月（d, e）では屈曲荷重位X線像で観察された。
c：術後3年8カ月T2強調像，d：伸展荷重位像，e：術後7年4カ月屈曲荷重位像。

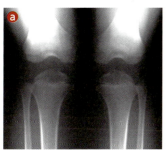
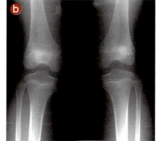
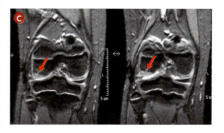
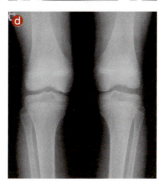
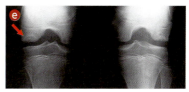

図16 図15と同一症例

高校に入学するころには膝痛は改善傾向にあり，運動強度が上がっていった。高校3年で，急激な症状が出現し，膝の疼痛とともにロッキング症状を生じて来院した。
a, b：X線像。骨軟骨遊離体所見を認めた。
a：側面像，b：屈曲荷重位像。
c, d：鏡視像。関節鏡視下に遊離体を除去したが，大きな骨欠損を残した。関節面の再建は二期的に行うことにした。
c：内側面，d：大腿骨外側顆の関節面の欠損。

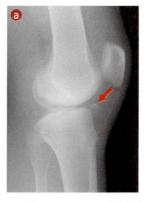
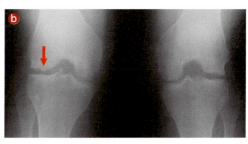
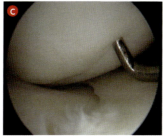
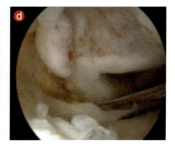

図17 図15と同一症例

術後20年，25歳時。遊離体除去後数年，ほぼ無症状でレクリエーションレベルのスポーツを楽しんでいる。X線像上も関節面のリモデリングを認める（矢印）。
a：右膝側面像，b：伸展位荷重位像，c：左膝側面像，d：屈曲荷重位像。

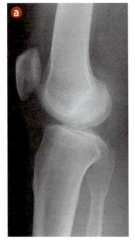
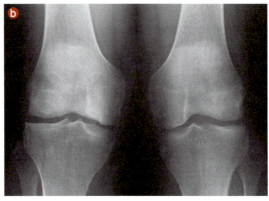
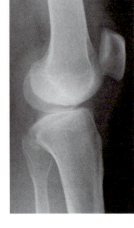
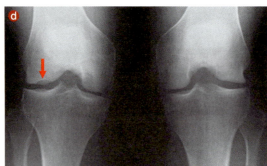

図18 外側半月板損傷後の症例①

25歳，女性。左ACL損傷。バレーボール選手。
a：X線像。右のrevision（他院）後で，OAの進行が認められる（矢印）。
b：MRI T2強調前額断像。初回受傷した左膝のMRIでは外側半月板が大きく逸脱しており（矢印），外側半月板のhoop（逸脱しないで荷重を分担する機能）の破綻を示している。

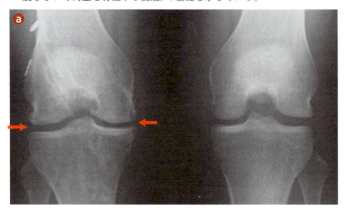
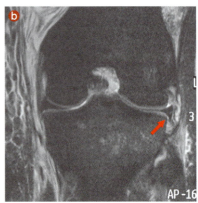

図19 外側半月板損傷後の症例②

74歳, 女性。左外側型OA。

a, b：MRI T2強調前額断像。内側外側の軟骨, 半月板ともに変性所見が認められ, 骨棘の形成が目立つ。通常MRI像で骨棘の上に半月板は移動し, 逸脱の状態を示すが本症例の内側半月板は逸脱が少ない。一方, 外側半月板の逸脱は著明であり, 変性も強い。本症例ではMRI前額断像で顆間部に広範囲の嚢胞形成がみられる。

c, d：荷重位X線像。一般的に同じ荷重位X線像でも伸展位では内側裂隙の狭小化が目立ち, 外側関節裂隙は外側OAが進行していても一見裂隙が保たれているようにみえることが多い。一方, 45°屈曲荷重位撮影(Rosenberg)では, 外側関節への荷重が増すため, 外側OAによる関節裂隙の狭小化は顕著になる。

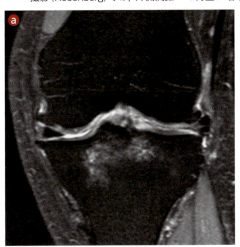
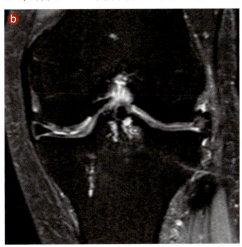
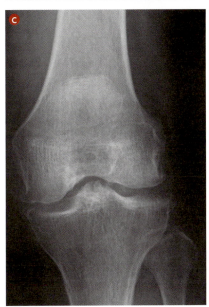
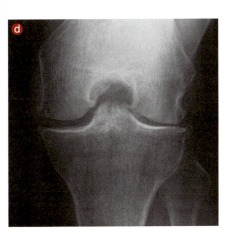

X線

やはりX線像評価は大切

　X線像を軽視してはいけない。MRIで認められるさまざまな変化よりも，X線像は膝痛の予後をよく知らせてくれる[30〜32]。しかしよく巷で撮影されている非荷重正面，30°屈曲位側面像の情報量は乏しい。想像を働かせなければ，患者さんの本当のOAの程度はわからない。軟骨摩耗という観点でいえば，非荷重像は2段階程度，摩耗を軽く評価してしまう危険性がある。X線像では軟骨が残っているようにみえても，関節鏡で観察すると軟骨の全層欠損を認める外傷膝・変形膝は多い（図20）。X線像におけるOAの分類法とは多少異なるみかたになる可能性もあるが，痛みのとれない膝における軟骨全層欠損の頻度は高いと考えている。しかし，だから軟骨を治せばよいという短絡的な考え方はできない。外科治療は侵襲であり，侵襲はOAを進める。外科侵襲以上に関節によいことを手術で行えなければ，手術の正当性は低い。手術治療の価値は5年単位，10年くらい効果がなければ認めがたい。術後のリハビリくらい真剣に保存治療を行えば，同じくらいの効果が得られる可能性がある。構造的な回復に限界がある以上，OA膝痛に対する手術の効果は限定的なのである。しかしスポーツ復帰が第一目的となると治療の選択は変わってくることもある。

　ところで，著者らの行うルーチンの膝X線像は，①両側同時の伸展荷重位，②側面最大伸展位，③45°屈曲荷重位（Rosenberg），④膝蓋骨軸射像である。最近長尺フィルムでの立位全長下肢撮影をルーチンに撮像している（図21）。立位全長下肢撮影は股関節正面，足関節正面の荷重位での状態がある程度わかる。荷重軸も引ける。立位全長下肢撮影はTKA（人工膝関節全置換術）やHTO（高位脛骨骨切り術）の術前作図のためだけのものではない。股関節正面像で，寛骨臼形成の不全傾向や前捻の程度が示唆される。膝部のしつこい疼痛が股関節症由来であることもある。症状はまだなくても，寛骨臼の形成不全を認める日本女性は多い。下腿遠位の内反や踵骨内反・外反などの所見も膝への過負荷に対する矯正すべき対象となる（図22）。

　荷重位のX線像は伸展位ではより内側に，屈曲位ではより外側に荷重がかかる。従って内側の軟骨摩耗は，伸展位のほうが厳しく評価される。一方，外側は屈曲位のほうが裂隙狭小を評価しやすい。しかし大腿骨と脛骨関節面のかみ合わせの関係で，伸展位では一見裂隙が残っているようにみえる例も少なくない。しかしそのような例で，屈曲位で裂隙が消失していれば，伸展位でも消失していると解釈したほうがよい。

膝OAにおけるK-L分類

　国際的に汎用されているKellgren-Lawrence（K-L）分類は大雑把な分類であるゆえに，使いやすい分類になっているが，評価する個人やグループによって分類にはかなり幅があるといわざるをえない。K-L分類ではグレード0〜4の5段階に分類される[33]。

　グレード0：特に異常がみられず，正常。

図20 X線像で軟骨摩耗の評価が軽かった症例

45歳，女性。テニス選手。
a：屈曲荷重位X線像。軟骨が残っているようにみえる。
b：関節鏡で観察すると軟骨の全層欠損を認める外傷膝であった。
c：MRI T2強調前額断像。軟骨評価は画像の質によって大きな差があると感じる。外側半月板の変性断裂は明らかだが脛骨側の軟骨欠損は不明瞭である。

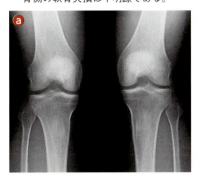
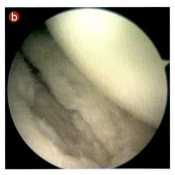
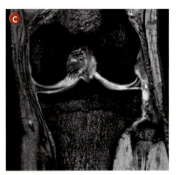

図21 著者らのルーチンの膝X線撮影法

両側同時撮影が基本であるが，正面像や側面像は画像の処理や撮像肢位の関係で左右別々に撮像する。側面最大伸展位は臥位で踵を台に乗せた状態で筋を弛緩させて撮影する。画像は左右の比較で正しい病態の解釈をすべきである。
本症例は，54歳，男性。右膝内側型OA。a：伸展位でも，屈曲位でも右膝内側関節裂隙の狭小化が認められる。膝蓋大腿関節はほぼ正常といえる。明らかな伸展制限や骨量低下を認めない。b：最近は長尺フィルムを用いて両下肢立位下肢全長を撮影している。股関節の寛骨臼形成の状態や関節症変化，足関節の関節症や踵骨内外反がわかり，情報量はとても多い。

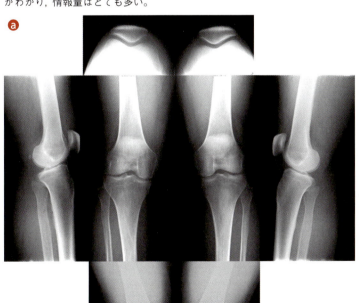
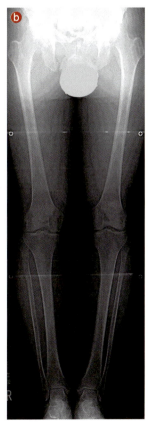

グレード1：関節裂隙の狭小化の疑いがあり，軽度の骨棘がある。
グレード2：明瞭な骨棘が形成され，軽度の狭小化が認められる。
グレード3：中等度かつ複雑な骨棘形成があり，関節裂隙の狭小化，軟骨下骨の硬化がみられる。
グレード4：大きな骨棘形成と，著しい関節裂隙狭小化・軟骨下骨の硬化が認められる。

K-L分類の問題は，骨棘形成と関節裂隙の評価を同時に分類に含めていることであろう。また「疑い」や「著しい」という表現があいまいなため，検者間の一致性にかなり問題が残る。また裂隙幅には生来個人差が大きいと考えられるため，左右差を検討すると，分類することがより難しくなると考えられる（図23）。

著者の経験では，同じ膝OAでも骨棘が目立つ例と目立たない例があり，膝OAとして特徴が違う。軟骨摩耗の程度や内反変形が強くてもROMは比較的よく保たれているという例では骨棘はあまり目立たない（図24）。そのような例でスラストが強いと，比較的

図22 左膝痛の症例（図20と同一症例）

45歳，女性。テニス選手。
a：荷重位X線像。本症例では生来の内反傾向のアライメントが認められるが，左膝外側裂隙が軽度狭小化しており，荷重線は左では右よりも中央に寄っている。
b：股関節のX線像。両股関節の症状はないが，潜在的に寛骨臼形成は不良であり，特に左股関節のCE角は5°程度である。
c：足関節のX線像。両足関節内側裂隙が軽度狭小化して骨棘がみえている。

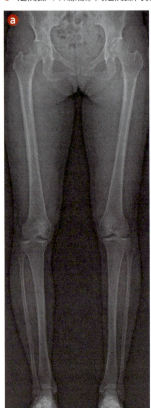
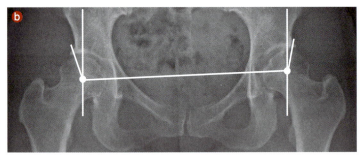
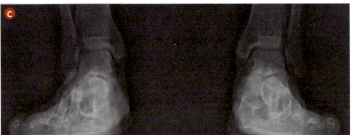

図23 K-L分類の評価が難しい症例

早期膝OA。本症例では骨量低下がみられ，左脛骨内側関節面軟骨下骨の骨硬化は不明である。同時に内側裂隙の狭小化の進行も不明瞭である。
K-L分類は簡単な分類であり，世界的に標準の分類法として普及している。しかしOAの進行では軟骨摩耗と骨棘形成は意味合いが異なり，OAの進行としては軟骨摩耗のほうがより重要性が高いと考えられる。
本症例のように骨棘形成が目立たない膝では，片側ずつ分類するとどちらも0か1に分類される。関節裂隙の狭小化でみると右内側裂隙のほうがやや狭い。早期膝OAではX線像だけでの評価には限界がある。
a：伸展荷重位正面像
b：屈曲荷重位正面像

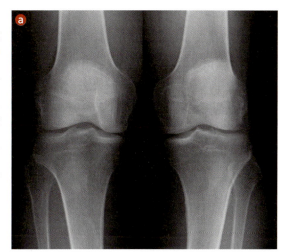
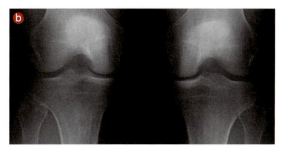

図24 膝OAにおけるROMと骨棘と痛みの関連の関係が異なる症例

a：54歳，女性。両膝痛。骨増殖性が強く，ROM制限が大きい。併せて痛みの閾値が低い傾向にある。
b：82歳，女性。両膝痛。骨増殖性変化は少なく，ROM制限も軽度である。右PF関節症は高度だが疼痛は軽度である。

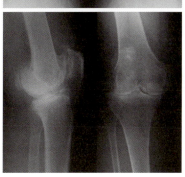
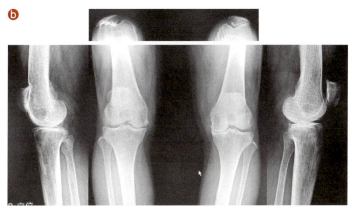

若いうちから内側痛が強く痛みのコントロールが難しい。一方，変形が高度で内反が強くてもスラストが軽度だと意外に痛みのコントロールがしやすい（図25）。骨棘の目立たない例では筋量も少なく，骨量も多くない傾向がある。一方骨棘，特に膝蓋大腿関節に骨棘が目立つ例では50～60歳代から痛みが強く，ROM制限が目立つ（図26）。筋力，筋量は多く痛みに敏感で，ROMが徐々に悪化する。なかなかコントロールが難しい例がある。

また長期間疼痛に曝されてきた関節や炎症を経験した関節では，多くは膝蓋大腿関節の骨量の低下をみる（図27）。骨量で左右差が明らかであれば，長期間骨量低下を生じた側の下肢をかばっていた可能性がある。

図25 内反が強くてもスラストが軽度な内側型OA症例

79歳，女性。比較的保存的治療に反応しやすく，安定して長期間経過をみることができている。
a：両膝蓋骨軸射像，b：伸展荷重位正面像，c：屈曲荷重位正面像，d：両下肢立位正面長尺像。

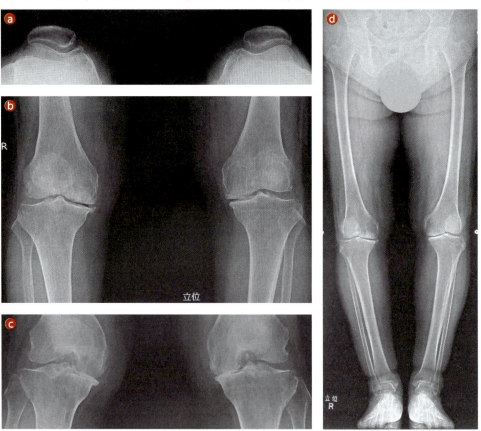

図26 骨棘が目立ちROM制限が強い症例

67歳，女性。25年来の両膝痛。痛みの変化は大きくないが，徐々にROM制限が強くなり，生活に支障が大きくなった。側面像で膝蓋大腿関節や膝蓋骨近位，大腿骨後顆に大きな骨棘が認められる。

a：両膝蓋骨軸射像
b：両伸展荷重位正面像
c：最大伸展位側面像
d：両下肢立位正面長尺像

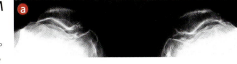
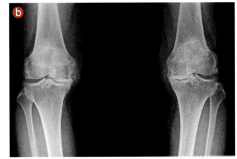
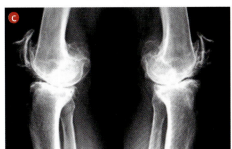
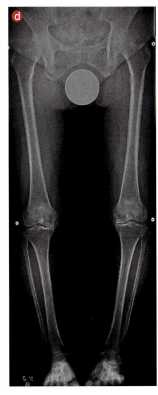

図27 長期間の膝痛があってもOA変化の軽い症例

45歳，女性。左膝痛。長期間の自発痛を伴う左膝の痛みのために紹介受診した。下肢のアライメントは正常で大腿脛骨関節のOA所見は明らかでない。しかし両膝蓋骨の外側偏位と左に強い骨量低下を認める。長期間の疼痛があったことを裏付ける所見である。

a：両膝蓋骨軸射像
b：両伸展荷重位正面像
c：両屈曲荷重位正面像
d：両下肢立位正面長尺像

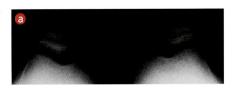
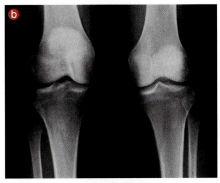
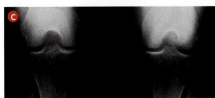
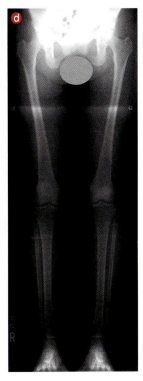

CT

CTの膝痛の評価法としての役割

著者は古い人間なので，3D-CTやボリュームレンダリング(VR)法を用いた腱の描出などを使用した膝痛の評価を行ったことがない。CTを用いた評価としては下肢の軸性のアライメントを計測して膝蓋大腿関節痛に対する脛骨粗面移行術の参考にしているが，現在ではTT-TG法が脛骨粗面移行術における計測法として世界的に多く用いられている[34]（**図28**）。3D-CTは，骨折の評価法としては抜群の臨場感があり，なくてはならない標準的な評価法である。それ以外の場で膝痛の評価に特異的に役立つとは個人的に感じていない。

PET-CTと膝痛；痛みに対するSPECT-CTの応用

いろいろな種類の放射能を含む薬剤を用いたPET（positron emission tomography；陽電子放出断層撮影法）により，炎症や感染，また骨腫瘍を含む骨病変について実験的に検討され，またケースレポートがなされている。痛みに伴う関節滑膜や，ほかの関節構造体の取り込みの上昇が認められ，マルアライメントやインピンジメントの診断に有効である。膝OAに対しても，滑膜炎症を^{18}F-FDG（フッ素18フルオロデオキシグルコース）により，鋭敏に反映するというヒトでの報告がある。さらにPETとMRIを組み合わせて膝OAにおける代謝と形態変化を同時に知る試みもなされている。いずれにせよ，費用対効果の点がまだまだ現実の臨床とはかけ離れており，普及へのハードルは高い[35, 36]。

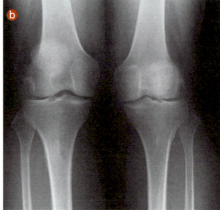
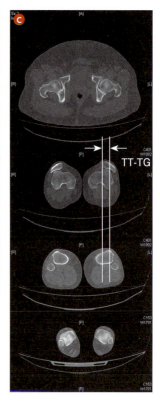

図28 CT軸性アライメント計測症例

50歳，男性。膝蓋大腿関節症。
a, b：X線像，a：両膝蓋骨軸射像，
　　　b：両膝伸展荷重位像。
c：術前両下肢のCT像。左膝蓋骨習慣性脱臼に対し股関節部，膝蓋骨，脛骨粗面，足関節部の軸性のアライメントを評価した。脛骨粗面の外側偏位を認めOA所見も認めるため，内側膝蓋大腿靱帯再建術に脛骨粗面前内側移行を併用した。

エコー

膝痛におけるエコーの有用性

　膝の痛みに限らないが，運動器の痛みや組織損傷，炎症に対する超音波（エコー）検査の有用性の認識がようやく日本でも高まってきた。欧米よりも15年以上遅れているかもしれない。エコーは非侵襲的で値段も安く，動きを加えながら異常を動的に検出しうる非常に便利な機械である[37]。一方，所見が画像として明確でない場合もあり，障害の原因を説明できるが，その評価は多分に物語的で客観性には欠ける。

　エコーはどうしても浅い組織の異常の検出に限られてしまうので，骨組織に囲まれた膝のエコー診断法は確立していないし，有用性は限られている。膝においても表層の靱帯や囊胞，関節水腫などはよくみえる。大腿四頭筋断裂やMCL損傷は表層の組織のためわかりやすい。また大腿骨滑車部の軟骨損傷や離断性軟骨炎もわかるようである（図29）[38]。半月板の異常や軟骨変化の評価の客観性は低く評価できる範囲も限定的である。

図29　エコーによる膝関節評価①

a, b：大腿四頭筋断裂症例のエコー像（a）とMRI（b）。矢印の両端が大腿四頭筋であるが，遠位方向では軽度蛇行し連続性が途切れている（※）。また矢頭は異所性骨化に相当し，陳旧性損傷の所見である。
c, d：MCL損傷症例のエコー像。cの患側では※で示す部位がhyperechoicとなっており，出血や瘢痕を反映している。dの健側では線維の走行に乱れはない。

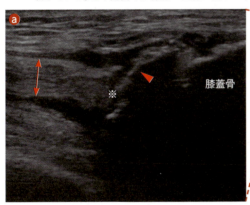
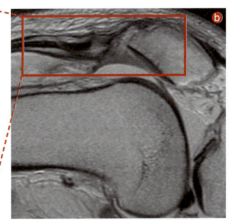

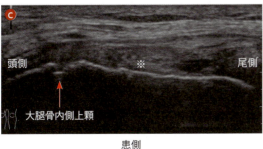
患側

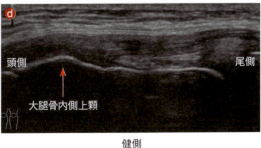
健側

（佐粧孝久，ほか．膝スポーツ外傷の最新の画像診断②超音波検査．関節外科 2014；34：226-33. より転載）

一方，荷重の有無による半月板の逸脱程度の変化などをとらえることができる。膝蓋腱炎症例についてみれば膝蓋骨付着部後面の部分断裂はみえうる。またドップラーで観察する血流の増加は患者さんの痛みや痛みの部位を示唆する（図30）。さらに治療効果が得られた場合にそれを画像的に示したり，変化を確認することが可能である。また腱組織や関節構造を確認しながら行う局所注射部位の決定と正しい注射の実現にもエコーは有用である[39]。関節リウマチ例ではより早期に関節炎診断するため，また治療効果を関節炎の抑制所見により評価するため，関節エコー検査の有用性が強調されている。

　今後も運動器の痛みを診断治療していくうえで，エコーの有用性は高まると考える。整形外科医が一人に一台「マイエコー」を携帯する時代がくれば，患者さんの整形外科医への信頼がさらに増すと考える。

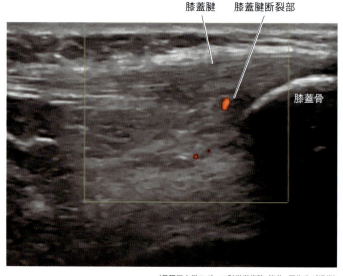

図30　エコーによる膝関節評価②

19歳，女性。バレーボール選手。膝蓋腱炎（症）。右手に膝蓋骨下端前方の印影がわかる。膝蓋骨に付着する膝蓋腱の線維性走行を表す輝度が認められる。膝蓋腱の近位付着部後面に線維の連続性の消失（断裂）が疑われる。同部位周囲にドップラーで血流の上昇がみられる。

（早稲田大学スポーツ科学学術院　熊井　司先生ご提供）

Column

エコーガイド下の治療

　近年，エコーにより組織の癒着や組織の動きの不良を痛みの原因と考え，筋膜性疼痛症候群という病態でとらえ，それに対して組織間に生理食塩水を注射して症状を改善する「筋膜リリース治療」が注目を浴びている。膝関節周囲ではあまり魅力的な治療とは感じられないが，痛みの病態の一つと考えられる。これまでもヒアルロン酸の関節外注射の効果を報告してきたが，ヒアルロン酸の併用は効果の持続性のために有用と考えられる。痛みのとれるメカニズムとしては筋膜リリースと同様の考え方でよいと思う。

IV

治療 × 膝痛

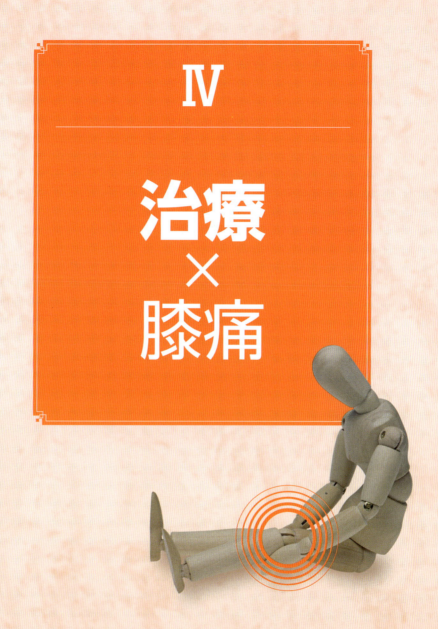

Ⅳ 治療 × 膝痛

姿勢・歩容の改善

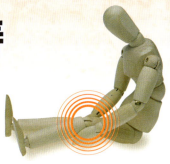

二足歩行

　人間は1歳で歩行を開始し，そして寝たきりになるまで，毎日歩行，立位の維持，移動を繰り返している。毎日の営みが，立位，歩行を支える荷重関節，特に最も自由度が高く，動く動作で重要な働きをする膝関節には大変な負担となっている。立位を支える抗重力筋は数多く，互いに助け合い，またバランスを保ちながら身体活動を支えている。抗重力筋は膝関節機能にも大切で，膝の痛みにも大きく関与している。長い人生のなかで，われわれの生まれもった下肢のアライメントも関与しながら，加齢的変化や外傷により個々の筋肉活動のバランスが崩れ，過負荷の筋肉が生じてくる。

　日常生活で，いわゆる筋肉痛を起こす筋肉は筋組織の多い筋である。日常生活の積み重ねで疲労してくるのは，立位を支える抗重力筋である。これらの抗重力筋をうまくバランスよく使う動作が二足歩行の「ヒト」には望ましい（図1）。一方，関節を動かす筋肉をマシーンで鍛えるような運動による筋肉痛や疲労は，やや性質を異にしている。

　長年の生活は，加齢・変性，また外傷や疲労が加わりながら身体のバランスを崩してくる。それら筋力や筋バランスの崩れが，主に脊柱の変形（椎体の扁平化や変形・椎間板変性による）を伴って，姿勢の変化として現れ，悪循環を重ねながら，身体重心の偏りを作りながら身体の負担を増していく[1,2]。

　膝への負荷を考える場合にも，膝近位，遠位の抗重力筋がうまく負担を分かち合える，また筋力を使わないよい姿勢が大切であり，よい姿勢を維持することが膝痛のケアの1つの要素として大切である。よい姿勢を保つ継続的な意識や訓練が必要である。1つ1つの動作をできるだけバランスよく効率よく行う，省エネによる身体活動を心がけることが長い意味で関節の負担を軽くする。体重増加の問題は別の問題として……。

姿勢・歩容の改善 IV

図1 抗重力筋と立位姿勢

ヒトが2本足で立つためには重い頭を支えながら背筋を伸ばし，股関節膝関節を伸展位に保ってバランスを保つ必要がある。それだけでも大変な労力である。

脊柱や骨盤，股関節，膝関節の伸展筋群と屈筋群が同時に働き，最小の筋力でバランスをとることが楽な立位の維持である。そのためには荷重線が正面からみて正中を通り，側面からみて身体の中心を通る必要がある。

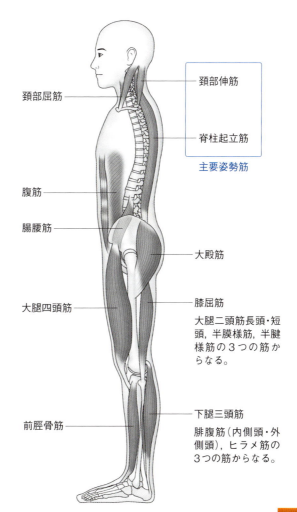

頸部屈筋 / 頸部伸筋 / 脊柱起立筋 / 主要姿勢筋 / 腹筋 / 腸腰筋 / 大殿筋 / 大腿四頭筋 / 膝屈筋（大腿二頭筋長頭・短頭，半膜様筋，半腱様筋の3つの筋からなる。）/ 前脛骨筋 / 下腿三頭筋（腓腹筋（内側頭・外側頭），ヒラメ筋の3つの筋からなる。）

Column

筋力低下，筋痛，サルコペニア

　高齢で痩せている患者さんは，安静時痛が多くなる傾向があるかもしれない。TKA後に調子がよかった患者さんでも，年余に術後経過をみていると痛みが増してくる患者さんがいる。これらは筋ボリュームが多くて，疲れやすく痛む筋とは性質が違う。筋ボリュームが多い患者さんは瞬発力があり，元気であるが，痛みに敏感なようである。比較的若いうち，50歳代から膝の痛みに苦しむ傾向がある。若いスポーツマンでもいわゆる筋痛が出やすい人がタイプとして存在する。小学生から運動習慣を付けることにより，骨量や筋肉量を増しておくと，中高齢になってからの衰えにある程度抵抗できるといわれている。高齢者の筋痛は痩せていて70歳代後半以降に多い。安静時痛夜間痛がみられる。大腿や下腿を把握すると痛がる。伸展筋，屈筋に限らず全身的に痛がる傾向がある。

　『サルコペニア診療マニュアル』[3)] によれば，サルコペニア (sarcopenia) とは，ギリシャ語のsarco（筋肉）とpenia（減少）を組み合わせた造語で，その最新の定義は，「進行性および全身性の筋量および筋力の低下を特徴とする症候群」である。筋肉量の低下を必須項目として，

筋力または身体能力の低下のいずれかが当てはまればサルコペニアと診断される，とのことである。

　サルコペニアの簡易な診断方法はいくつか提唱されている。

①指輪っかテスト：両手の親指と人差し指で輪を作り，ふくらはぎの一番太いところを輪で囲む。輪のほうがふくらはぎよりも大きければサルコペニアを疑う。

②「片足立ち」での安定性

③CTおよびMRIは，体内のほかの軟部組織から脂肪を切り離すことができる。研究において筋肉量を測定するゴールド・スタンダードとされている。

　サルコペニアと膝痛との関係はあまり検討されていないが，脂肪太りで筋量が少ない人のほうが膝OAになりやすいとの報告もある。膝痛を治療するためにもいろいろな運動法が提唱されているし，著者自身もいろいろな種類の体操を治療上用いている。経験的には筋力低下で筋痛を認め，膝痛に苦しむ患者さんを数多く治療する機会がないため，細かい対処法はまだできていない。しかし全身的な筋活動を活性化する必要があり，栄養の補給なども必要だろう。

よい姿勢

　よい姿勢とは，立位で最も効率のよい姿勢といえる。つまり筋力を使わずに立つ姿勢である。ヒトの頭は大きく重い。これをうまく支えて，かつ身体の表と裏の筋肉をできるだけ使わない姿勢が理想的である。立った姿勢で横からみると，耳孔から肩峰を通り，第5腰椎の前方から股関節の中央を通り，膝の後方を通過して，足関節の中央前面に至るような姿勢である（図2）。

　ヒトの立位を矢状断でみたとき，バランスのとれた立位では膝関節を完全伸展させて後方の関節包・後十字靱帯に適度な緊張を加えて筋力を使わずに安定性を保つ。足はアーチを保つだけで筋力をなるべく使わずにバランスをとる。股関節はその前開きのために荷重を支えるため骨盤・仙骨の前傾が必要になる。仙骨の前傾とバランスをとるために腰椎には前弯が必要である。重い頭を支えるためには頚椎は全体に前弯し，項靱帯で支える。胸椎は肋骨を有し，そのなかに生命維持に大切な心臓・肺を保管する。そのためもあり，全体に後弯する。これらをまとめると頚椎前弯，胸椎後弯，腰椎前弯，骨盤前傾というダブルS字状の姿勢ができる。この姿勢を維持できれば，ヒトは一生格好よく，無駄なエネルギーを使わずに生活できることになる。

　しかしヒトは非常に重い頭部を支えながら両手を使う「人間の生活」を行わなければならず，ヒトの生活は常に頭部を前に，視線を下に向ける姿勢を強いる。コンピュータやスマホを眺める時間が長い現代人はますます視線が下に，頭は下がり，頚，背部，腰部の後傾，後弯を強くする。多くの人は高齢になると体全体が前傾してくる。それらは骨性支持の低

下，椎間板変性，関節変形，筋力低下という人生の避けがたい加齢・変性と重心の前方偏位を強いる日々の生活があるためである．外傷が加わったり，疼痛が生じるとバランスを保つ立位は急激に崩れ，前かがみとなる姿勢を悪化させ，悪循環を形成して運動器の問題は一生の問題になってくる．悪循環を起こし，頭部前傾，重心の前方偏位の悪い姿勢になりやすい環境が，ヒトの一生を支配している（図3）．

　理想的な立位，筋力を使わないバランス訓練＝よい姿勢の維持，よい姿勢の再獲得・維持は運動器の加齢に対抗する最も基本的な身体的目標である．

図2　よい立位姿勢

重い頭部をバランスよく支え，いろいろな動きを可能にするために頸椎の前弯，胸椎の後弯，腰椎の前弯，骨盤前傾という「ダブルS字」状の姿勢をとるようにヒトの骨格はできている．
荷重線が耳孔，肩峰，股関節大転子部，膝後方，足関節前方を通ることが理想的とされている．頸椎の前弯，胸椎の後弯，腰椎の前弯，骨盤前傾のどこの部分でバランスを欠いても理想的な立位姿勢の実現が困難になる．つまり重い頭を支えながら，いろいろな姿勢や動作をするためにより多くのエネルギーを要するようになる．

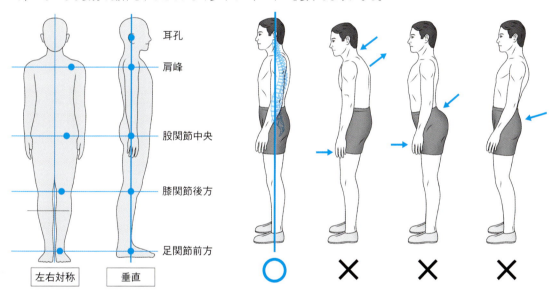

図3　悪い姿勢になりやすい環境がヒトの一生を支配している

荷物を持って移動することは，身体のバランスを崩し，偏った運動器への負担を引き起こす（a）．草むしり（b），コンピュータを使う長時間の仕事は（c），重い頭部が前方に偏り，頭部前傾，重心の前方偏位の悪循環を起こす．

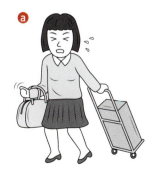
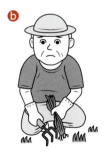
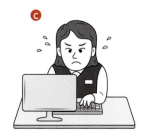

よい歩容

よい歩行は，エネルギーをできるだけ使わない歩行と仮定できる。その実現は，エネルギーを使わない立位姿勢が基になる。エネルギーを使わない立位維持に抵抗する制限要因を考えてみたい。

歩行時に，頭から糸でぶら下げられたような上半身の姿勢，へそを前に突き出す感じで歩くイメージである（図4）。ファッションモデルの歩き方の基本である。しかしその維持は楽ではない。

重い脳を入れる頭は重い。成人で5kgもある。目を使い，手を動かす現代社会では頭を前傾させなければならない時間が多い。それらは頸，背中の筋肉に負担をかける。また両手を身体の前で使うために肩関節を固定しなければならない。しかし肩は胸郭に筋肉でぶら下げられた肩甲骨から両腕を支えている。腕の重さも常に首，背中の筋肉を疲労させる。それらの負荷は頸を後弯させ，胸椎部の後弯を強調する。頭はさらに前に傾くことになる。悪循環である。

腰の構造は複雑で，体重や動作の負荷が大きく痛みが出やすい。腰から上の頭，胸，両手の重さを支える活動はすべて腰への負担になる。これらの上半身の負荷のバランスをとるためには，腰椎の前弯が必要である。そうでなければますます上半身は前傾し，腰椎も後弯して悪循環は加速する。姿勢の要素としてみるといろいろな不良姿勢がある（図5）。

上半身を支える腰椎部は骨が大きく張り出し，多くの筋肉を付着させている。悪い姿勢，その悪循環は加齢とともに不可逆的な変形を伴って，抜け道のない悪循環を形成していく。不可逆的な変形には骨，椎間板，椎間関節，靭帯，筋肉など多くの組織が含まれる。

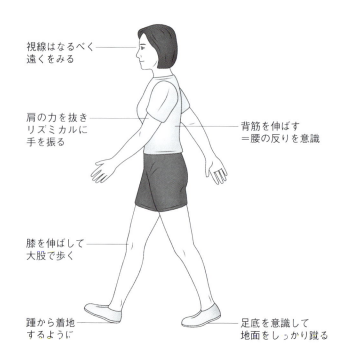

図4 勧めたい，維持したい，よい歩行姿勢

それは楽な歩行とは異なる。意識したい歩行である。よい歩行をすることにより，よい姿勢を復活し，維持することがよりやりやすくなる。しかしあくまでも痛くなく歩けることが前提である。

姿勢の変化や悪循環を考える場合わかりやすいのが，骨粗鬆症を基盤とした椎体の変形である（図6）。特に50歳を超え，閉経期を迎えた女性では骨粗鬆症の進行は著しい。骨粗鬆症が進行すると，症状がなくても身長が低下してくる。椎体高の低下＝圧迫骨折である。身長が2cm以上低下したら，治療すべき対象となる骨粗鬆症の存在を意味する。症状がなくても将来の骨変形の悪化を予防するために骨量低下を防ぎ，できれば骨量を増す治療を行うべきである。さらに胸椎の後弯増加を伴う椎体の楔状変形が生じれば，胸椎の後弯が増すので，姿勢の維持の努力と骨粗鬆症の治療はさらに急を要する。姿勢悪化の悪循環の進行は早い。多発性の椎体の変形（骨粗鬆症骨折）を認めたらすぐに長期的な骨粗鬆症の治療が必要なのである。一方，多椎間の狭小化を主体とした脊柱変形は骨性のものより進行が軽く遅い。

図5 いろいろな不良な姿勢と脊柱変形の要素

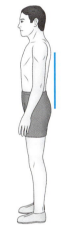
正常弯曲の減少
（ストレイトバック）

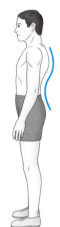
胸椎後弯増強＋
腰椎前弯増強

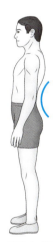
腰椎前弯増強

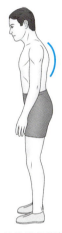
胸椎後弯増強＋
腰椎前弯減少
（前傾姿勢）

図6 胸腰椎移行部の多椎体骨折による後弯変形

75歳，女性。椎間板は比較的保たれ，一方椎体の楔状変形が多数ある。骨粗鬆症を基盤とした脊柱変形である。
a：立位全脊椎正面・側面像
b：側面腰椎部の拡大像

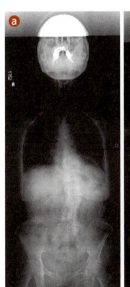
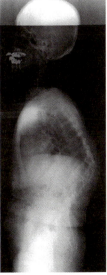
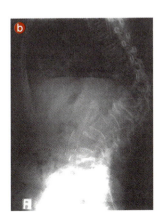

「腰曲がり」という現象は，身体の柔らかい，筋力に乏しい女性に多い脊柱変形である。少し立って動くと頭を起こしたくても起こせない，前を向けない，四六時中地面をみて生活しなければならない障害である（図7）。背骨をまっすぐに支える脊柱起立筋は，中央から棘筋，最長筋，腸肋筋の3つの筋群に分けられる（図8）。腰曲りの患者さんの背筋の筋電図からは脊柱の抗重力筋のうちでも，深層で中央近くにある棘筋の慢性的疲労が認められるとのことである。長く大きな脊柱起立筋は鍛えやすいが，加齢や慢性的な姿勢不良によりある限界を超えると，姿勢の維持ができなくなってしまうのだろう。そのためには姿勢の維持による棘筋の正しい関与が大切なのかもしれない。よい姿勢を維持する習慣の大切さを示唆する。

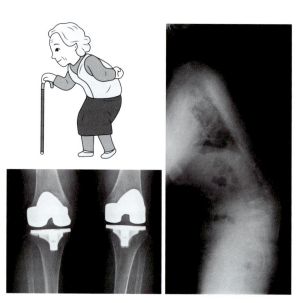

図7 腰曲がり症例
「腰曲がり」という現象は，身体の柔らかい，筋力に乏しい女性に多い脊柱変形である。少し立って動くと頭を起こしたくても起こせない，前を向けない，四六時中地面をみて生活しなければならない障害である。
75歳，女性の患者さんは，両膝TKAを待っていた半年の間に腰曲がり症状が悪化し，TKAにより痛みのない膝を得たが，腰曲がりのために多くの日常生活の制限が残った。

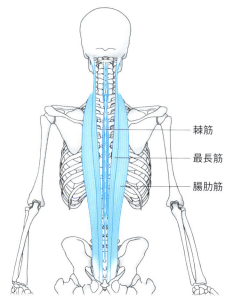

図8 脊柱起立筋
数多くの傍脊柱筋のなかで，常に脊柱を重力に抗して立位を保つための筋肉が脊椎後面に左右対称性に付着している。筋腹が短く正中寄りに付着する棘筋，より外側で長く付着する最長筋，肋骨と骨盤を結ぶ腸肋筋などがある。

よい姿勢を保つための努力

　骨粗鬆症の進行により，脊柱，特に椎体の圧迫骨折や楔状変形が進行する．身長の有意な低下は骨粗鬆症の絶対的な指標であるとともに，胸椎後弯の進行，腰椎前弯の低下，すなわち前方荷重の悪化の悪循環を形成しやすい．歩容は変化し，歩行の維持のために支持用具が必要になってくる（図9）．

　これを矯正するためには，動作時に頭部を後方に置く訓練，腰椎前弯を心がける，股関節屈曲拘縮の改善，大腿四頭筋の伸張，膝関節屈曲拘縮の改善，などが要素としては考えられる．

　これらを実現するために，いろいろな方法が考慮される（図10）．

　頸部の後方スラスト運動．胸椎腰椎の伸展，これはマッケンジー法の有名な部分である（図10a）．歩行時の腰椎前弯の意識，すなわち，へそを前に出すような気持ち・姿勢の維持の努力である．また背筋の強化，体幹の強化が大切である．同時に姿勢を維持調整する小さな筋群の機能維持が大切であろう．

　ヒップリフト（ヒップブリッジ，図10b）も，ゆっくり腰を挙げた姿勢を維持する方法がよい．またバランスボールの使用は非常に効果的である．休んでいるとき，疲労したとき，バランスボールに座っているだけで姿勢がよくなり，歩行がスムーズになる（図10c）．

　股関節屈曲拘縮の改善，大腿四頭筋のストレッチについては，腹臥位での膝屈曲，股伸展訓練が大切である．従って，高齢者に対してはうつ伏せになる動作を，訓練として習慣づけていただきたいのである（図11）．

　膝の伸展についても，3種類の大腿四頭筋セッティング，最終的に膝を反らすセッティングの実施が必要である．これは伸展位での姿勢維持の筋力強化につながると考える．

　股関節を含めた膝のふり出しのためには下肢挙上訓練（SLR）も意義がある．

図9　加齢変化と姿勢の悪循環

重い頭部が身体重心を前に前にもっていく．重い頭部を支えるために腰部に負担がかかり，腰椎の前弯を保つのが難しくなっていく．杖を身体の前に置きながら移動すると移動がしやすくなる．さらに頭部が前にきてしまうと，重心をできるだけ後ろに戻そうとして膝を曲げて移動する．押し車を身体の前に使うと楽ではあるが，両手で押し車を移動するため身体の重心はより前方に移動し，押し車なしでは歩行・移動ができなくなる．加齢変化と姿勢の悪循環の形成である．

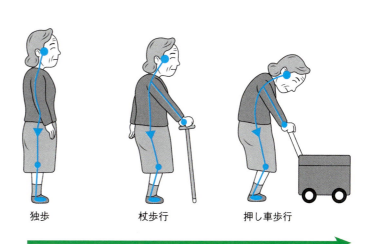

独歩　　　杖歩行　　　押し車歩行

図10　よい姿勢を保つための努力

a：腰を反らす意識と体操。息をゆっくりはき，腰の力を抜く。うつ伏せの姿勢をとること自体，ある意味では「非日常的」である。腰椎の前弯を再獲得する意識的な体操ともいえる。
b：ヒップリフトは脊柱起立筋や殿筋を鍛える容易な体操である。
c：日ごろからの体幹安定化。バランスボールを使った日常生活は手軽で有用である。

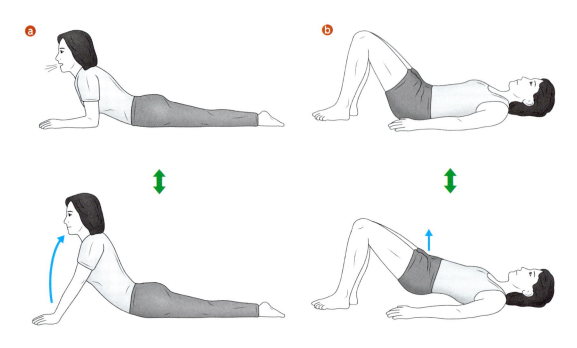

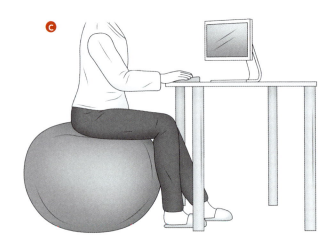

図11 うつ伏せになる動作・習慣
a：腿のストレッチと腰椎前弯維持。
b：自分の反対側の足で膝を曲げる，左右を入れ変える。

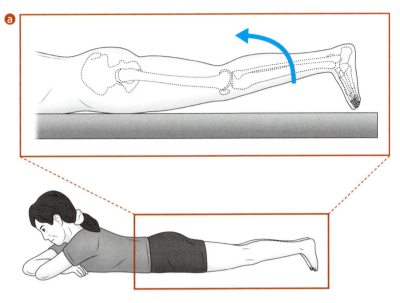

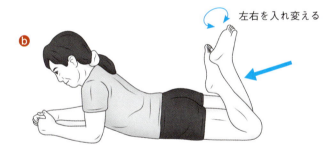

■ 身体の各部位に応じて姿勢の維持，矯正に取り組む運動

①頭部の後方位置の維持と頚椎の前弯増加，すなわちこのためには頭を後ろにスライドさせる運動（首を後ろにずらす運動）。
②胸椎後弯の悪化防止，背中を反らせる体操。
③腰椎の前弯維持のための訓練，マッケンジー体操。
④股関節の屈曲拘縮の改善と伸展位の維持。
　その他の姿勢や歩容に影響し，膝痛の背景になる病態を考えていきたい。

膝痛の背景になる病態

股関節寛骨臼形成不全

　股関節は両下肢の支えである。腰と連動して姿勢の維持にはきわめて重要である。身体の重心は，動作ごとに股関節の前後に移動する。バランスをとる関節ともいえる。股関節はお椀型の寛骨臼と球状の大腿骨頭からなる。遊びの少ない関節である。日本人の特に女性では寛骨臼が浅く，関節面が小さい人が多い。そのような関節面が小さい人では意識の有無にかかわらず，関節面を有効に使うために骨盤の前傾を高めて歩く姿勢をとるようである。骨盤前傾位でバランスをとるためには，腰椎の前弯をさらに増さなければならない。そうでないと上半身は前傾が強まり腰曲がりにつながる姿勢の悪循環を作ってしまう。また骨盤前傾位を保つということは，股関節を屈曲した状態で保つということでもある。この姿勢の習慣は膝の伸展機構の短縮につながる（腰椎前弯強調・骨盤前傾増加）。

大腿骨近位の過前捻

　股関節の障害が下肢の問題の基盤となるという意味で，大腿骨近位の過前捻も挙げられる。思春期や若年女性の伸展機構の障害，すなわち膝前部痛や膝蓋骨不安定症の基盤となっている解剖学的問題である。著者も1980年代後半にこれらの障害をもつ女性の下肢CTを用いて研究を行ったことがある。簡単にまとめると，膝蓋骨の脱臼を繰り返す患者さんでは膝蓋骨の外側傾斜や偏位が大きく，同時に大腿骨近位の過前捻が大きい。一方，膝蓋骨周囲に痛みを訴える患者さんでも，大腿骨近位の過前捻が強いが，膝蓋骨の位置的不安定性は認めず膝蓋骨は大腿骨滑車にすっぽりとはまっている。膝蓋骨が大腿骨滑車にしっかりはまっている患者さんでは，膝屈伸動作で下肢全体に回旋負荷が大きくかかる。逃げ場のない膝蓋骨周囲に負荷が多く，痛みの原因になるのであろう。従って特に女性では，成長過程で大腿骨近位の過前捻を予防することが望ましい。何をするか。胡坐位の奨励である。正座で足を横に崩す「割り座（女の子座り，トンビ座り）」をやめること。これらを小児整形外科的に全国的に広めていただきたい。その効果は5〜10年経たないとみえてこないが，ぜひ検討していただきたい課題である（図12）。

大腿筋膜張筋症候群

　大腿筋膜張筋症候群という病名はあまり一般的に用いないが，臨床上重要な症状名だと思う。大腿筋膜張筋は腸骨外側に起始し，分厚く大腿外側を支える腸脛靱帯（大腿筋膜）に連なって，外側筋間中隔からさらに靱帯的な構造となり，脛骨近位前外側のGerdy結節部に付着する。人体で最も長い筋肉である。外側広筋と連動して下肢の外側を静的に，そして動的に支える。立位や歩行時の左右のバランスには非常に大切である。どうしても大腿

図12 割り座と胡坐

割り座は幼児期から目立つ(a)。この動作は大腿骨頚部の前捻を増加させる姿勢と考えられる。事実，前捻の強い女性のほうがこの割り座を日常的に自然に行う傾向がある(b)。また前捻の強い方向に足を崩す傾向がある。胡座の習慣を幼児期から付けられれば，大腿骨前捻を防止できるのではないだろうか。前捻が小さい男性のほうが胡坐をとる習慣がある(c)。

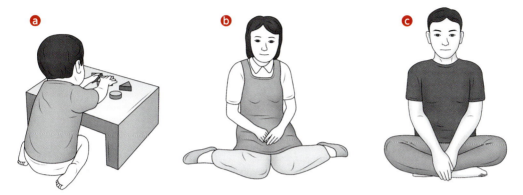

筋膜張筋は疲れやすいであろう。腱性組織である腸脛靱帯の支えが静的な負荷として比較的小さな筋肉に加わり続けるためと想像される。立位歩行の左右のバランスを保ち，長時間働き続けなければならないためと考えられる。筋膜を支える姿勢筋には外側広筋も含まれる。内側荷重に傾きがちな下肢では外側広筋はバランス維持のために疲れやすい。一方寛骨臼形成不全を基盤とする股関節外側への過負荷や腸脛靱帯を介した膝外側への過負荷がその誘因になっている例も少なくない(**図13**)。

前述したような大腿骨近位の過前捻があると，歩行や立ち上がり動作時に大腿骨転子部は回旋が大きくなり，大転子と大腿筋膜張筋につながる腸脛靱帯が強くこすれることになる。弾発股という症状群があり，ときに手術療法が行われるが，あまりすっきりとよくならないようである。弾発股の原因は，解剖学的にも単純でない。それらすべてをうまく改善しなければ，弾発股の症状はとりきれないのだろう。

特異的に大腿筋膜張筋・腸脛靱帯部が痛くなる人は，内転筋が優位なためか，外転筋力不足か，股関節の要素か，それとも下肢全体のバランスか，著者のなかでは説明がついていない。少なくとも骨性形態の分析や歩容，股関節内旋・外旋角度，股関節外転・内転筋力の評価と筋力バランスの評価が必要であり，過緊張を和らげバランスを整える訓練が症状改善に役立つだろう。

図13 大腿筋膜張筋・腸脛靱帯

腱性組織である腸脛靱帯の支えが静的な負荷として比較的小さな筋肉に加わり続けるため，疲れやすい。内側荷重に傾きがちな下肢では，外側広筋はバランス維持のために疲れやすい。一方，寛骨臼形成不全を背景とする股関節外側への過負荷や腸脛靱帯を介した膝外側への過負荷が潜在する。

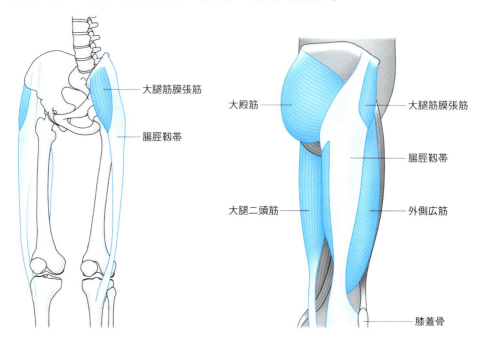

■ 膝の屈曲拘縮と外旋歩行による機能的な内反の強調

　膝の内反変形と伸展制限の出現により変形した膝では，立位保持の省エネのためか，例外なく股関節を外旋させ，伸展制限をごまかす姿勢になる。静的な下肢のバランスを保とうとするためであろうか。しかしながら，機能的な下肢の内反は強調される。内反姿勢悪循環の形成である。それでなくとも負荷が大きくかかる膝内側関節面に，さらに負荷が増える（図14）。この悪循環を断つためには，膝屈曲拘縮の改善，股関節の外旋拘縮の改善，股関節屈曲拘縮の改善が必要である。股関節の内旋・外旋訓練が必要である。さらに内転筋強化も必要になってくる。外来では内転筋を意識して，股関節内旋の筋力バランスを強化するために，拳をつぶす内転筋力強化の自主トレを指導している（図15）。しかし言うは易し効果は不明である。身体の硬い男性も多いのである。

図14 膝の屈曲拘縮と外旋歩行による機能的な内反の強調

a：股関節下肢外旋歩行
b：屈曲拘縮の矯正と内転訓練

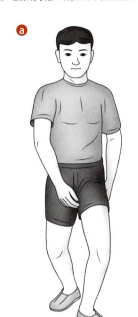
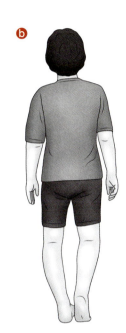
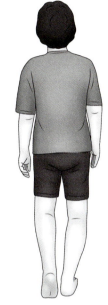

股関節屈曲外旋
膝関節外旋歩行

膝伸展，外旋矯正
膝内転，屈曲拘縮矯正による
歩容の改善

図15 自己膝内転運動

内転筋を意識して，股関節内旋の筋力バランスを強化するために，拳をつぶす内転筋力強化の自主トレを指導している
a：O脚の歩きがみられる患者さん。
b：膝の間に自分の拳を入れて両膝を閉じるように内転運動する。

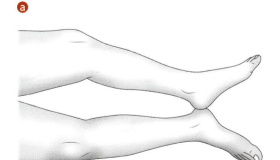
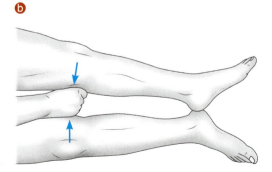

■ 足関節のROM訓練

　足や膝下の痛みを訴える患者さんには，足関節の4方向の自動可動域訓練と手を用いたストレッチを勧める（図16）。

　足の裏全体のじんじんしたしびれを訴える患者さんも少なくない。神経学的に神経根症といえない広範囲な症状を訴える患者さんには，下腿三頭筋や足関節背屈筋のコンパートメント症状と考えられる例も少なくない。足裏の症状にはふくらはぎの強マッサージを，足背全体のじんじんしたしびれが気になる患者さんには前脛骨筋，長母趾伸筋・長趾伸筋の筋腹の強マッサージを勧める。概して効果的である。じんじんするしびれ感は筋肉のコンパートメントの軽い循環不全症状としてとらえられることが少なくない。足の内反・外反の自己訓練をカーフパンピングに追加することもある。

■ 足関節が硬いのも膝に悪い影響を引き起こす

　別な問題として，足関節痛が膝OAに合併し，TKA後に新たな痛みとして問題になる例もまれではない。足関節の柔軟性を保つことは足関節周囲の痛みに対して効果があるばかりでなく，膝の痛みの改善にも役に立つ。足関節の動きは背屈，底屈だけでなく，足との複合運動であるが内反と外反がある。足部・足関節の内反・外反はうまくできない患者さんも少なくないが，コツをつかみながら訓練するように指導している。

Column

K点とK点指圧[4] ― 筋肉痛について

　2017年5月仙台で行われた日本整形外科学会学術総会で，東北大学国分正一名誉教授の講演を拝聴してK点指圧を実践してみた。頚・肩・背中の筋肉痛が改善し，朝起きたときにすっきりする。膝OAの妻は下肢の筋痛も改善した。しかし余計に関節の重い痛みが自覚されるようになったともいう。

　関節痛における筋肉痛の位置付けを改めて感じさせる。もっと筋痛を中枢性に考え，対処する必要があるかもしれない。また本当の関節痛の存在とそれを克服する（ごまかす）難しさを感じる。

図16 足部・足関節の体操

足部の内反・外反の自己訓練をカーフパンピングに追加することもある。足部・足関節が内反傾向のある患者さんでも大切な体操である。

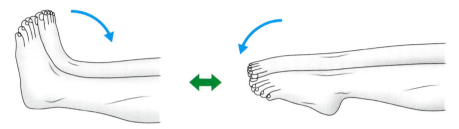

足趾を含めてできるだけ上に足首を反らす

足首だけでなく足趾をできるだけ曲げて下腿前面を伸ばす

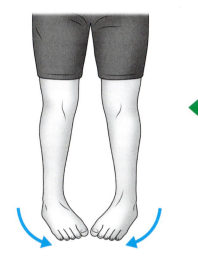

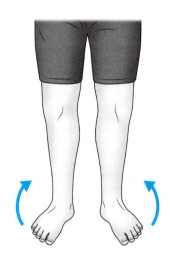

股・膝を捻らないようにして足首を内反させる（母趾同士を付けるように）

股・膝を捻らないように足首を外反させる（外果部に力を入れる感じ）

IV 治療 × 膝痛

痛点ストレッチの実際

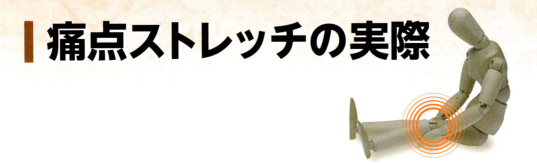

　ここでは，著者の外来を訪れた患者さんに対する外来診療の実際を紹介したい．7例の特徴の異なる初診の患者さんに対する著者のアプローチを示し，さらにその後の経過についても簡単に触れる．後半では，著者の外来治療のポイントのおさらいをしたい．

症例提示

症例1 71歳，女性　▶動画　内反内側型中等度膝OA：活動性が高い

- **主訴** 両膝痛（左＞右）．60歳ごろ初発．関節水腫を一度経験．
- **仕事** 60歳まで非常勤講師，現在は1日座位で長時間にわたりコンピュータを用いた仕事をしている．
- **趣味** スポーツセンターで週2回運動．

Web動画
症例1

■ ルーチンの診察

①下肢アライメント
- O脚．見た目でO脚．右内反がより目立つ．臥位のアライメントは，顆間距離5cm，果間距離0cm．
- ROM 右 − 4/130；左 − 5/120
- 大腿四頭筋のセッティングは可能．さらに反らせてセッティングを行うことを勧める．これは患者さんの絶対伸展角度が小さく，さらに1°だが左右差があるからである．

②圧痛点
- 自覚的に痛みのない右膝も圧痛を認める．膝蓋骨下外からの痛点ストレッチで誘発痛＋＋．筋肉痛の要素なし．

③画像所見（図1）
- X線像で両膝内側型OA，伸展位でK-L分類グレード内側右3，左3；45°右2，左3．

■ 患者さんへの指導

①セッティングが今一つうまくできていなかった．いろいろな方法でうまくできるように指導する．屈曲拘縮を改善させるように，足首の下に枕を置いて反らせる練習を指導．5秒

106

キープすることを習慣付ける。
② 次にカーフパンピングを指導。足首を一杯反らせると，ふくらはぎが突っ張り，伸ばされる感覚を自覚する。
③ 膝蓋骨の痛点ストレッチ：上から下，斜め上から下が最も痛い，外から内も痛い。膝蓋腱上の圧痛は認めない。
④ 左膝強制伸展時痛なし，下腿筋を把握してもくすぐったがる。この反応は例外的で筋肉由来の疼痛がないことを意味する。大腿外側の筋も圧痛を認めない。
⑤ 屈曲をゆっくり強制すると，最大屈曲約120°でとまる。特別痛い部分はないが，膝の前方が突っ張る。この屈曲角度の減少に対し，入浴時に自主的に抱える体操を湯船で片膝ずつ10秒キープしながら行うことを勧める。
⑥ 自主トレの指導：膝蓋骨の輪郭と膝蓋腱の輪郭を書く。自主的にストレッチをしてもらう。どうもやり方が甘いが，誘発痛はあるようである。反対側の右膝も膝蓋骨ストレッチをしてみる。下外の痛みのみ認める。
⑦ スポーツセンターで，マシーンを用いた等張性膝伸展訓練をやっているとのこと。かえっ

図1　症例1（71歳，女性）

内側型中等度OA。K-L分類は，伸展位 内側右グレード3，左グレード3。45°屈曲位 内側右グレード2，左グレード3。側面像で伸展制限は軽度。膝蓋骨軸射像ではPF関節はK-L分類 右グレード2，左グレード2。膝蓋骨の骨量低下が認められる。

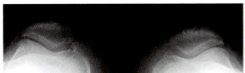
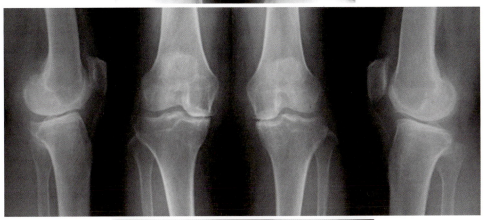
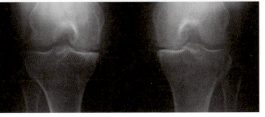

て悪くしているのでは？　とお話しする．スポーツセンターに通うことは悪くないが，正しい運動のやり方が大切で，筋力強化を目的に鍛えるという考え方は危険である．膝をより悪くする危険性がある．

⑧電気治療については患者さんの意思を尊重する（効果があるかないかは不明）．レッグカール（膝屈曲運動）はよいが，エクステンション（膝伸展運動）は危険．まず膝のROMを改善することが大切である．

⑨基本の体操をうまくできるようにおさらいする．痛点ストレッチも自主トレ法を再確認．

⑩湿布の使い方としては，出かけるときに貼ること勧める．

⑪サポータの使い方は保温が目的．軽く圧迫することで膝が軽く感じられる効果もある．

⑫骨粗鬆症はどうか？　サプリメントの効果はどうか？　の質問があり，膝OAの患者さんは一般的に骨粗鬆は少ないが，検査を一度勧める．サプリメントは一般的に効果はない．自身で確認してみることもときに有用である．

⑬姿勢をよくするために，キャリーバッグを後ろにして引くことを勧める．

⑭処方：モーラス®テープL 40 mg 6袋，ヒルドイド®ソフト軟膏0.3％ 100 g/瓶 1瓶．

■ その後の経過

膝の痛みはいったん改善したが，ほかの事情で体操をさぼっていたら，症状がぶり返してきた．膝蓋下脂肪体の腫脹は改善傾向にあり，圧痛点も改善した．

症例2　61歳，女性　▶動画　**他院で手術を勧められて来院した早期膝OA**

主訴	右膝痛
現病歴	1年半前から特に誘因なく疼痛が出現．徐々に腫れた可能性がある．特に治療しなかった．痛みが強くなったため，2週間前に近医を受診．MRI撮像して手術を勧められたため当院を受診．階段昇降がつらい．夜間痛もある．
仕事	食堂関係でいろいろと動く．

Web動画
症例2

■ ルーチンの診察

①下肢アライメント

- 顆間距離0 cm，果間距離0 cm．
- ROM 右−2/135；左0/145．
- 右膝の水腫が明らかで熱感もある．大腿四頭筋セッティングがうまくできない．これに対し，自分の拳を膝裏に置き，自分の拳をつぶすように力を入れることで，セッティングで力が入るように訓練する．足首の背屈底屈を繰り返すカーフパンピングを行わせる．

②**画像所見**(図2)
- X線像ではほぼ正常，K-L分類グレード0〜1，内側型であろう。MRIでは内側半月板は後内側の線状の高輝度像を認めるが断裂は確定的でない。軽度逸脱を認める。外側半月板は円板状半月板である。

患者さんへの指導

①長座位になってセッティングをして，自分で力の入り方を実感させる。次に両手を膝裏に置いてセッティングを行う。手をつぶすように5秒間×10回行う。

②カーフパンピングでは右足関節背屈が硬く制限されている。右がより硬いということは膝を曲げて歩いていることと下腿筋の疲労を示唆する。

③水腫があるときは，炎症を治めることが重要で，あまり訓練をがんばりすぎないことも大切である。ヒアルロン酸注射やCOX-2阻害薬も適切に内服することが必要である。

④炎症が治まると，内服に反応しない別の痛みが出てくる可能性がある。湿布も処方する。湿布の役割は抗炎症の補強と内服による副作用の軽減のためである。内服は出されているが，今処方されているNSAIDs(ロキソニン®)1日3錠分3の代わりに，関節炎を予防的にコントロールする目的でCOX-2阻害薬(モービック®錠)10 mgを1日おきに内服することにする。

⑤体重は，地面に足が接地することにより膝に伝えられ負担がかかる。急激に力がかからないように底の硬い靴は避けるべきである。動き回らずに地味な体操を続けることが大切である。意識的に大腿四頭筋に力を入れることは，多少痛くてもしっかり行うことが

図2 症例2(61歳，女性)
MRI前額断像(a)では水腫の存在と外側円板状半月板，内側半月板も大きく体部の変性を疑わせ，明らかな逸脱がみられる。軟骨は残っている。MRI矢状断像(b)でも水腫と内側半月板の変性を認める。

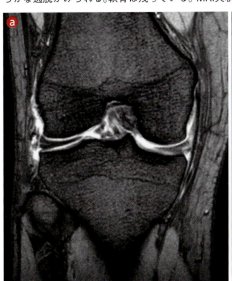
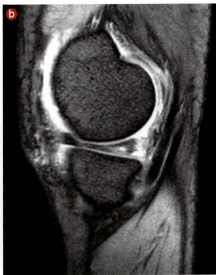

必要である。
⑥熱のあるときは積極的には温めないが，保温は必要である。20分のクーリングも悪くはない。
⑦3週後に再診するように指導する。急性炎症が治まることの確認が必要である。
⑧今後症状が落ち着いた後，再発しないようなケアが大切である。関節の老化自体は防げないが，まっすぐな下肢アライメントで膝が悪い状態でも立ち仕事を続けていたことから，どんどん悪くなる膝ではないと考えられる。
⑨まだ膝OAとしては初期なので，ヒアルロン酸の関節注射は定期的に続けることを勧める。
⑩処方：モービック®錠10mg　1T，タケプロン®OD錠15mg　1T×30日。

■ その後の経過

3週後，水腫と熱感は改善。気になることは内側痛と正座ができないこと。近医でヒアルロン酸の関節注射は定期的に続けることを勧める。

症例3　56歳，女性　▶動画　軽度炎症が続く初期膝OA

主訴	右膝痛
現病歴	5カ月前から右膝痛が出現し，近医を受診。鍼治療も受けている。湿布と内服（COX-2阻害薬），下肢挙上訓練（SLR）と膝内転運動をしている。
趣味	ジムでウエイトトレーニングと水泳（クロールと背泳）を1年前から週1度続けている。
仕事	ヘルパー，週1回訪問介護を行っている。
その他	母親が両膝人工関節手術を受けている。

Web動画
症例3

■ ルーチンの診察

①下肢アライメント

- 顆間距離0cm，果間距離0.5cm。まっすぐな下肢は，将来的にも痛みのコントロールはしやすい傾向があると考える。
- ROM：右2/145；左4/150。正座は痛い。

②圧痛点

- 膝蓋骨の外中心の圧痛。膝蓋骨外，外上，外下からの痛点ストレッチでの誘発痛を認める。脛骨前内側の圧痛なし。軽い大腿筋痛も認める。下腿の筋痛は認めない。

③画像所見（図3）

- X線像で，右膝伸展・内側・外側ともにK-L分類グレード1，45°内側・外側とも1，左膝　内側1，PF1。

患者さんへの指導

① セッティングは良好。セッティングによる誘発痛はない。訓練5秒×10回を1セットとして行うことを指導した。毎日行っていたSLRは，大腿四頭筋の筋力強化法としては勧めない。完全伸展に大切な内側広筋の収縮が大切である。足関節を背屈して大腿四頭筋セッティングを行うように指導する。
② 腫れ熱ともに軽度認める。COX-2阻害薬（セレコックス®）をずっと内服している。内服を減らしても関節炎がコントロールされるように，この状態では負荷を増やすことは避ける。
③ 今後，関節炎のコントロールと膝蓋骨の痛点ストレッチが大切である。力を抜いて自主トレを行うことが大事である。膝蓋骨の輪郭を描いて，指導する。
④ 訪問看護の仕事については，動きの内容が膝のためによいかを考えることが大切である。上半身をよく使うように意識する。きつい仕事のときには，予防的に朝内服することを勧める。湿布は腫れっぽいときにはまめに使うように，筋肉の強マッサージも加えることを勧める。

図3 症例3（56歳，女性）

単純X線像。右膝は伸展位で内側・外側ともK-L分類グレード1。45°屈曲位でも内側・外側ともK-L分類グレード1。

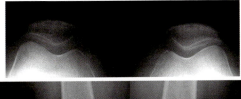
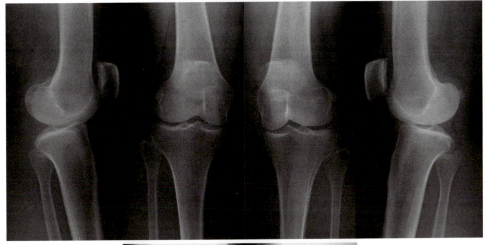
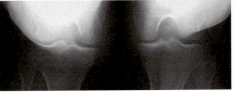

⑤これから進む可能性のある関節の老化であり，近医でヒアルロン酸の注射を勧める。ヒアルロン酸の注射は軟骨が残っている膝では価値があると考える。装具は仕事のときのみに使用のこと。1カ月後に再来のこと。
⑥処方：モービック®錠 10 mg 1 T × 45日，モーラス®パップXR 120 mg 6袋，ヒルドイド®ソフト軟膏0.3％ 100 g/瓶 1瓶。

その後の経過

2カ月半後も，まだ関節炎で水腫が貯留する傾向が認められる。膝蓋骨のストレッチは炎症の程度をみながら継続することを勧める。膝窩部の引きつれる痛みがある。活動量が適正化されていないことが示唆される。

症例4 **66歳，女性** ▶動画 活動性の高い60歳代後半。軟骨機能が一部消失すると…

主訴	左＞右膝痛（外傷がない膝で痛みが出たことはOA疼痛の素因あるといえる）
現病歴	50歳以降に膝痛が出現して，63歳で腱移行術を受けた。その2年後に痛みが悪化した。来院時は手術していない左膝内側のほうが痛い。
既往歴	21歳時に右膝スキー外傷で手術を受けた。
仕事	会社経営

Web動画
症例4

ルーチンの診察

①下肢アライメント

- 顆間距離0 cm，果間距離0 cm。
- ROM 右 − 2/140；左 3/140。正座困難だが一応可能。
- 伸展制限を改善するため，膝を反らせるような意識的な体操が大切。反らせると膝が突っ張るが，突っ張る膝では意識的に反らせるようにする価値がある。

②圧痛点

- 膝蓋骨 外，外下，他：脛骨内側広範囲，脛骨内縁＋＋。

③画像所見（図4）

- X線像では，K-L分類グレードで右膝 伸展 内側3，外側3，PF1 45°内側2，外側4。側面での脛骨前方移動が明らか（ACL機能低下）；左膝 伸展 内側2，外側0，PF1，45°内側3，外側1（図4a）。
- MRIでは内側半月板変性断裂，外側半月板はほぼ消失，外側コンパートの軟骨もほぼ消失（図4b）。脛骨前方亜脱臼。ACL消失。

図4 症例4（66歳，女性）

a：右膝MRI。内側半月板変性断裂，外側半月板ほぼ消失，外側コンパートの軟骨ほぼ消失。脛骨前方亜脱臼。ACL消失。
b：X線像。右膝は内外側ともに関節裂隙狭小。左膝は内側の裂隙狭小。

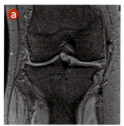
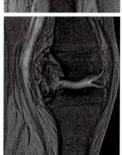

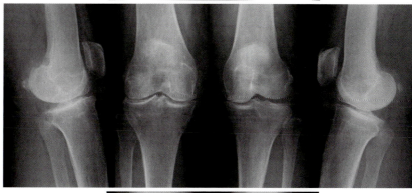
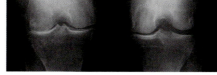

患者さんへの指導

①セッティング良好。ROMは良好だが，右膝外傷術後の伸展制限は問題である。軟骨消失が広範囲なため，現時点での再生医療は困難とお話しした。使えば使うほど痛いということは，軟骨がないための痛みと解釈できる。

②装具は使っていないとのこと。使って楽しめればよいのだが，装具を付けて楽しめるスポーツがないという。バレエは装具を装着してできないが，テニスはできる可能性がある。これまでそれぞれを週1回ずつ行っていた。両方やりたい，という希望である。しかし，どちらかといえばテニスがやりたい。それなら装具でトライしてみることを勧める。満足できるテニスができるかどうかが現実的な問題である。

③「マラソンはどうか」との質問に対しては，「マラソンは最も負荷が強く勧められない」と回答した。

④内側裂隙の圧痛に対して，痛点ストレッチが疼痛コントロールのために役立つこともある。

⑤膝蓋腱上の圧痛から内側痛。

⑥靱帯を治しても軟骨は改善できない。靱帯の機能が保たれているかどうかは，単純には結論付けられない。OAが進むと緩みの問題は出にくい。初診時に結論は出しにくい。MRIでの精査が必要である。痛みが出ないように維持しながら，体操や活動をコントロールして行うことが基本である。

⑦処方：モービック®錠 10mg 1T，タケプロン®OD錠15mg 1T×30日，ヒルドイド®ソフト軟膏0.3% 100g/瓶 1瓶。

■ その後の経過

1カ月半後の再診時，膝蓋骨周囲の痛みは改善したが，全体として膝の痛みはあまり変わりなかった。右膝の伸展制限角度改善傾向あり。膝内側の痛みは午後になると重い痛みになり，車に乗ってかばう。創部をほぐすことでどれくらい効果があるのか，患者さん側からの疑問が投げかけられた。内側型OAに対するごまかし治療は限界がある。どの生活活動レベルで折り合いをつけるかがポイントになる。また術後の外傷性OAの疼痛は扱いが容易でない。

症例5　33歳，女性　▶動画　MPFL再建術後に残る痛み

主訴	左内側膝蓋大腿靱帯（MPFL）再建術後の疼痛の持続。左膝痛は階段上り時と力を入れたときに痛む。
現病歴	高校2年時，左膝蓋骨初回脱臼。その後不安定感あるが，装具などを使用していた。20歳時，足を滑らせて腫脹疼痛出現。骨軟骨骨折を指摘され手術（骨軟骨片の固定とMPFL再建術）を受けた。1年前にスポーツジムをやめてから膝痛が悪化した。
仕事	1日中座位の仕事。

Web動画
症例5

■ ルーチンの診察

①下肢アライメント
- 両足スクワット可能。片脚スクワット，右80°痛みなし，左70°外側痛あり。
- 顆間距離0.5cm，果間距離1cm。
- ROM 右2/150；左2/145，ROM最大屈曲の軽度制限あり。
- 膝蓋骨アプリヘンションテストでは，右のほうが脱臼不安感が強い。
- 膝蓋骨傾斜20°；30°。両膝蓋骨ともに伸展位で外側傾斜あり。

②圧痛点
- 膝蓋骨圧痛点あり。左の外から内，下外から誘発痛を認める。膝蓋腱上（IFP）痛点としては右のほうが痛い。

③画像所見（図5）
- 最も注目すべきなのは，両膝蓋骨軸射での外側傾向が大きく大腿骨滑車の形成が浅いことと，術後の左膝蓋骨骨量低下が明らかなことである。OAグレードはどのコンパートもK-L分類グレード0〜1である。

■ 患者さんへの指導

①大腿四頭筋セッティングは弱い。自己拳でのセッティングを指導した。
②自主トレの指導。膝蓋骨の内から外は気軽にストレッチできない。膝蓋骨の動きを止めて痛点ストレッチを指導した。
③診察終了時には，左片脚ハーフスクワットでの痛みや屈曲角度の改善を認めた。
④処方なし。

■ その後の経過

2カ月後の再診時，体重が増加していた。暖かくなり，階段昇降も改善。両足スクワットはフルに可能となった。片脚右80°，左70°で痛みなし。膝蓋骨の動きが改善し，圧痛点も改善した。

図5 症例5（33歳，女性）
単純X線像。OA所見は明らかでない。左膝蓋骨の骨量低下を認める。左膝は側面像では膝蓋骨が大きくみえるので，伸展位で膝蓋骨傾角が大きい傾角があることを裏付ける。

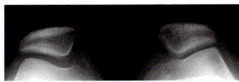
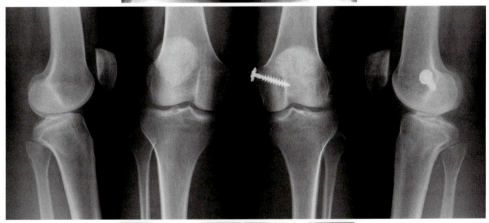
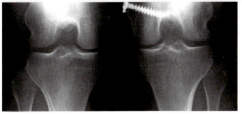

症例6 64歳，女性 ▶動画 **OAの程度は重くないが非常に痛がる膝OA**

主訴	右膝痛。右膝窩部内側痛。半年前にヒールで50分歩いてから膝裏の痛みが出現。受診前3カ月間T字杖歩行をしていたが，痛みが続いていた。屈曲120°くらいで痛む。膝を曲げてじっとしていると，立ち上がる際につらい。痛みで目が覚めることもある。
仕事	専業主婦

Web動画
症例6

■ ルーチンの診察

①下肢アライメント
- 顆間距離0cm，果間距離0.5cm。
- ROM 右3/115（屈曲時痛）；左4/135。

②圧痛点
- 膝蓋骨の下から右軽度。
- 圧痛の強さ：右腓腹部内側＜半膜様筋，内側ハムストリング＜脛骨内縁近位。

③画像所見（図6）
- 伸展位右内側K-L分類グレード2，左内側K-L分類グレード1；45°屈曲右内側K-L分類グレード2，左内側K-L分類グレード1。両膝蓋骨の外側傾斜と左外側裂隙狭小化を認める。

■ 患者さんへの指導

- 大腿四頭筋のセッティングが弱い。5秒保持，朝昼晩20回を勧めた。カーフパンピング施行時に，背屈時痛＝ふくらはぎの痛みを認めた。
- 圧痛点に対し，5秒ずつストレッチ，指圧を行うが，自分ではしっかりできない。涙が出るほど痛がった。
- ヒップリフトの指導（膝屈筋群の筋筋膜痛を認めるため）を行った。
- 指導後にはSLRの角度が改善するが，体重は重く，筋肉痛が残る。歩行はうそのように改善した。正座練習を柔らかい床で行うように指導，湯船での正座動作も指示した。
- 処方：ヒルドイド®ソフト軟膏100g。

■ その後の経過

2カ月後の再診時では，初診1カ月後から杖なしで歩行可能であったとのこと。駅の階段はつらい。ROM右屈曲角度の改善はない。圧痛点は，膝蓋骨下，半膜様筋から腓腹筋内側頭にかけて存在した。

力を付けるために歩いたとのことだが，まず臥位で力を付けることを指示した。また杖は持つように指導した。

5カ月後に膝痛は改善傾向。痛い部位は変化する傾向にあった。

図6　症例6（64歳，女性）

単純X線像。右膝は伸展位でも45°荷重位でも内側裂隙化がみえる。

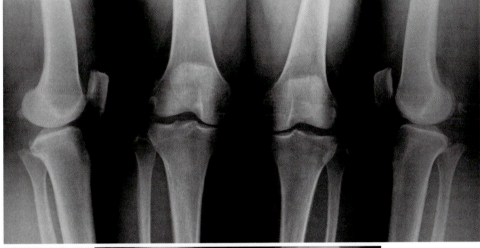
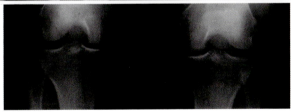

> **症例7** 71歳，男性　▶動画　**内側型膝OAが高度だが元気で活動的な男性**
>
> | | |
> |---|---|
> | 主訴 | 両膝痛。右膝痛が強い。左膝の変形が大きい。両膝ともに内側痛。テニス・バドミントンを20年間続けていたが，55歳で膝痛と走行不能のため中止した。 |
> | 既往歴 | 5年前に一度受診。階段下りがつらい。 |
> | 仕事 | 1日おき小学校での仕事。 |

Web動画
症例7

ルーチンの診察

①下肢アライメント
- ROM制限は軽度あり。O脚も明らかであった。セッティングは良好であった。

②圧痛点
- 膝蓋骨，右は上，外上，外，GCM，GClの圧痛。GC筋痛＋＋。
- 屈曲時痛は痛点ストレッチにより改善する傾向にあった。

③画像所見（図7）
- X線像では，伸展 右内側K-L分類グレード4，左内側4，外側右1，左2；45°内側右4，左4，外側右1，左2；PF右2，左3。
- いつでもTKAの適応になる状態である。

患者さんへの指導

①膝蓋骨にマークし，腓腹部の強マッサージを指導した。自己マーサージは早くて軽すぎ，膝蓋骨ストレッチも軽い。
②いつ手術してもよい状態の膝であるが，まだ70歳前半なので手術の目的をはっきりもつべきである。
③外からのストレッチ痛＋＋，自分ではそれほどうまくできていない。
④タイツを履くと楽とのこと。動くときは包帯しているということだが，動くときはかばってよいとお話する。
⑤ストレッチ指導後，歩容の改善を確認した。
⑥片脚スクワット姿勢の練習。つかまりながら，屈曲20°くらいから徐々に屈曲を進める。
⑦痛みがなくてもやっていなければ力が入らず，屈曲荷重動作はできない。
⑧処方：モービック®錠10mg，タケプロン®OD錠15mg 1T×30日（半日以上外出するとき，スポーツをするときの朝に内服を勧めた）。

その後の経過

　半年後の再診時，平地歩行はほとんど問題ないが，階段は手すりが必要で痛い。しゃがめない。スクワットはやめている。圧痛点は膝蓋骨周囲に軽度あり。

　上述のような日常診療での治療効果を妨げる問題として，膝への負荷量を適切に調整し

図7 症例7（71歳, 男性）

両膝とも膝伸展位，45°荷重位とも内側型の高度OA。左は骨の欠損も明らかでスラストと脛骨前方移動が認められる。

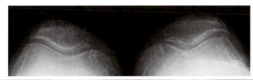
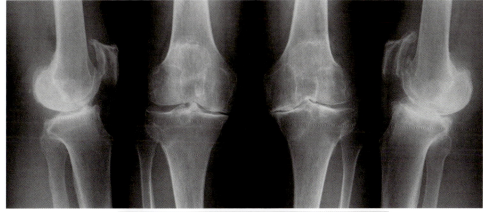
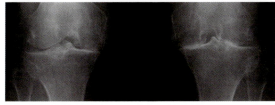

にくく，炎症がコントロールされないことが挙げられる。この問題は非常に根深く，容易に解決しにくい。炎症を起こしやすい背景として，膝OAがより軽く，患者の年齢が低く活動性が高いことが挙げられる。スポーツ選手の膝痛に対して行うようにもっと炎症を抑える治療を徹底し，予防的対処をより強化したほうよいと思われる。

　もう一方の問題は，圧痛がとれても，活動時の痛み，つらさに改善がみられない例が少なくないということである。この事実は膝OAのグレードが高い患者さんに認められる。保存治療の限界と考えられる。限界がみえたら後は治療法選択の問題ということになる。このまま我慢するか，よい手術があるのなら手術を受けるのか。解決しにくい問題としては多数回手術例かもしれない。特に膝関節では，多数回手術の問題は克服しにくい。創周囲の線維化を含めた創部痛が他の関節より強く制限の原因になる。

Column

著者の外来治療の内訳

　2007年7月〜2013年12月の6年半の間に，著者の外来を訪れた膝OAの患者さんは672名だった。そのうち初診時から人工膝関節の適応として手術に至った例は175例，診察上圧痛点を認め痛点ストレッチ治療の適応とみなされた例が289例だった。初診時に関節炎が目立った例は26例で，その他が182例であった。

外来治療のポイント

　大腿四頭筋セッティングがうまくできない患者さんは非常に多い。この事実は伸展機構の機能不全の存在を示す。一次性にせよ二次的な影響にせよ，膝蓋骨のトラッピング（軟部組織の引っかかり）やインピンジ（挟み込み）が生じていることを示唆する。これは膝可動域制限の原因となる。膝全体の機能低下の始まりである例も少なくない。従ってしっかりセッティングができる（力を入れて完全伸展する）ようにすること，ちゃんとしたセッティングを継続させることが治療の基本である（図8）。

　しかし各症例をみると，主訴は同じ膝痛であっても，どのような機能低下が問題なのか，ROM制限の程度，X線像における膝OAの進行の程度もかなり異なる。そして最も問題になっている痛みの部位やそのメカニズムも症例によってかなり異なることがわかる。

図8　膝伸展運動，大腿四頭筋セッティングのいろいろ

a：自主トレとしては長座位で膝を伸展させるように力を入れる。
b：大腿四頭筋に力が入りにくい患者さんには，拳を膝裏において膝を伸ばすようにして，力の入り方が自身でわかるようにすると，力が入りやすい。拳の高さを徐々に低くするとよい。
c：長座位または臥位で踵の部分に小枕を置いて下肢を軽度挙上し，軽い屈曲から力いっぱい伸展させるように大腿四頭筋セッティングすることも勧められる。

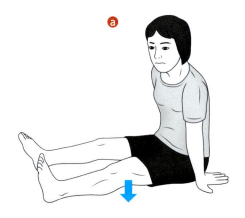

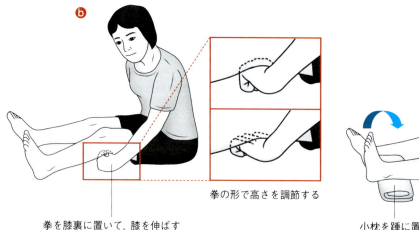

拳の形で高さを調節する

拳を膝裏に置いて，膝を伸ばす

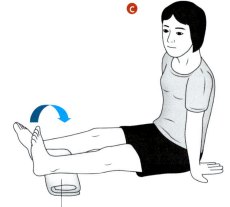

小枕を踵に置いて，伸展させる

ROM制限の改善－完全なROM（膝伸展・屈曲）とは？

完全な伸展とは，過伸展するように大腿四頭筋に力が入ること。左右差がないことが基本である。

完全な屈曲とは，容易に正座ができること。できなくとも痛みがなく容易に正座の「形」をとれることである。

セッティングと軽度の伸展制限，強制伸展時痛と圧痛点

①強制伸展時に膝前方の痛みが誘発される例

前方痛がまず誘発されれば，IFPインピンジが一義的にその膝に存在することを示す。

圧痛点は膝蓋腱上にあることが多く，膝蓋腱上をほぐすように押す。また膝伸展ストレッチやカーフパンピングも効果的である。

ROM制限がなければ，かなり高度に進行している関節症でも膝痛の治療は機能的には困難でない。ただし，内側型でK-L分類グレード3～4で軟骨が消失し，外側スラスト歩行を認め，ROM制限が少なく，セッティングがしっかりできる患者さんでは，概して膝蓋骨の8方向からのストレッチの誘発痛はなく，脛骨前内側の圧痛のみ認められる。このよう例で，歩行時痛がつらい場合，それ以上の改善を求める例では手術を選択せざるをえないと感じる（図9）。著者が保存治療の限界を感じるパターンである。決して少ないわけではない。

ROM制限を作らないコツは，関節炎を早期にコントロールして，痛くても正座の練習をすること，反らせるような膝伸展をすることである。ここで痛くてもゆっくり実行するこ

図9 両膝痛（68歳，女性）
a：十数年前からの膝痛。徐々に痛みがとれにくくなり，O脚が進行して歩行が困難になった。ROM制限は軽度である。
b：はじめ右TKA，その後左TKAを施行した。左15年，右13年経過。両膝の成績に差を認めなかった。

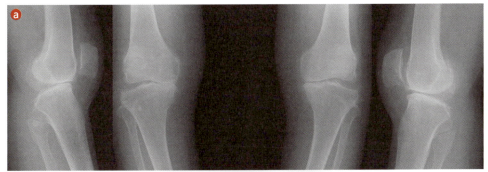

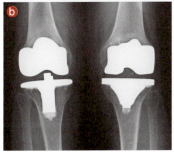

と，炎症がコントロールされた状態を維持することが重要なポイントとなる。

このためには，炎症の予防やヒアルロン酸の定期的な注射を勧めることもある。膝が重い感じでわずかに熱があり，疲労すると重い痛みが繰り返すような例である。この状態を続けることは，膝OAの進行を急速に進める傾向がある。無理をして仕事を継続してしまう症例が頭に浮かぶ。一方，好きなテニスを続けるために積極的な外科的治療を受けた患者さんもいた（図10）。

膝の伸展制限は，潜在的な大腿四頭筋の機能不全と完全伸展位を妨げる伸展機構（膝蓋骨周囲）のトラッピングやインピンジや拘縮が背景にある。これらは原因にも結果にもなるが，どうしても進行を避けがたい膝の加齢変化ともいえる。関節に水腫が溜まるような炎症は，その誘因や悪化原因となる典型的なエピソードの1つである。伸展しようとすると痛みを感じることで，膝の完全伸展ができなくなる。痛いのでやらない。やれない。大腿四頭筋の伸展機能によりストレッチされる膝関節内の膝蓋骨をリング状に取り巻く滑膜組織が増殖・線維化し，それが伸張することによって動きが妨げられること，すなわち潜在的伸展時痛は多くの例に存在する状態である（図11）。

膝蓋腱の近位付着部である膝蓋骨下端，内側下端，外側下端は膝蓋腱付着部障害として，膝蓋骨下極のストレッチ時に誘発痛を生じる。また膝蓋下脂肪体の腫脹，線維化，疼痛閾値の低下が膝蓋腱上を押すことによって誘発痛を生じる。この誘発痛は膝痛を感じていない側でもまれではない圧痛であるが，痛みを自覚しているか否かが，治療対象としても，痛みのメカニズム的にも重要である。

図10 積極的な外科的治療を受けた症例（52歳，男性）

好きなテニスを続けるために，両側の内側半月板切除を受け，さらにその15年後，67歳で両側TKAを受け，術後早期にテニスを再開した。
a：両膝同時TKA術前X線像．立位伸展位正面像では骨の変形はまだ軽度である。
b：両膝TKA術後X線正面像

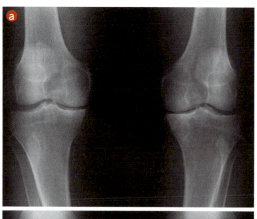
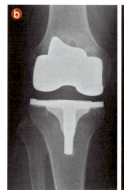
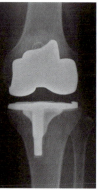

図11 左膝内側型OAに対するTKA 手術時，膝蓋骨周囲の組織増殖を示す

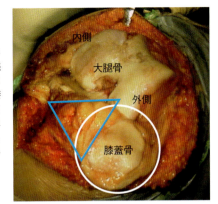

膝蓋骨を1周取り巻くように滑膜組織が増殖している（白丸）。膝蓋大腿関節裂隙部には内側にはひだ様のタナとよばれている線維構造がある。滑膜組織は痛みに敏感であり，特に膝伸展機構の一部である膝蓋骨周囲滑膜の痛みにおける関与は大きい。青三角で示す部分は膝蓋下脂肪体である。膝蓋下脂肪体は膝蓋腱を裏打ちして膝蓋腱と関節面の間に存在し，膝の運動中のクッションとして働くが，この組織もまた痛みに非常に敏感である（青三角）。

Column

新たな線維組織形成と慢性疼痛

慢性疼痛の自覚は，圧痛の誘発とは異なる次元での変化であり，組織炎症による滑膜の変化がその初発変化として重要であり，新たな線維組織形成が疼痛行動に影響することが，教室でのラットの実験により示唆されている（図12）[1]。

図12 膝蓋腱・膝蓋下脂肪体の間にMIA（モノヨードアセテート）1.0mgを注射したラットモデル

新たなIFPの線維化と痛覚神経増殖が認められる。線維化した部分には小血管が増生し，痛み関連物質であるCGRPに陽性を示す線維が増える。

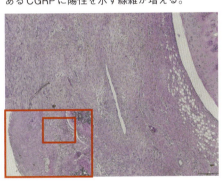
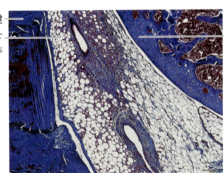
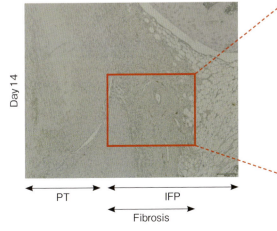
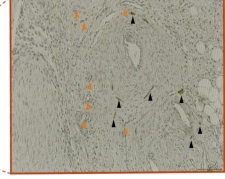

▲ CGRP陽性線維
▲ 小血管

従って膝蓋骨下，下内，下外の圧痛点ストレッチや膝蓋腱上をほぐすストレッチにより，膝伸展機構のストレス（大腿四頭筋の筋力，荷重屈伸など）によって潜在的に生じる痛みは軽減し，伸展筋力が働きやすくなる。圧痛点ストレッチや膝蓋腱上をほぐすストレッチを行った後に膝の強制伸展操作を加えると，今まで前のほうに感じていた痛みが膝裏に移る例がある。

②強制伸展時に膝後方に痛みが誘発される例

膝伸展機構のストレスによって潜在的に生じる痛みが軽減し，伸展筋力が働きやすくなった時点で再び膝の強制伸展操作を加えると，今まで前のほうに感じていた痛みが，膝裏に移る例がある。後面，すなわち腓腹部近位起始部の伸展誘発痛が想定される。膝窩部中央と膝窩部外側の痛みがある。

この原因は腓腹筋外側頭や内側頭の拘縮を含めた膝関節後方組織の拘縮，ないしは筋膜を含む腓腹筋の痛みである場合が少なくない。最大圧痛点は腓腹筋外側頭近位腱性部が最も多く，次いで腓腹筋内側頭の近位外側縁である。腓腹筋内側頭の近位外側縁は膝の真後ろに当たる。頻度は少ないが，ハムストリング腱の拘縮が伸展時痛の原因であることもある。自主訓練としては，最大圧痛点は腓腹筋外側頭でも腓腹筋内側頭でも，足関節の近位アキレス腱・腓腹筋筋腱移行部から徐々に近位に向かって，強マッサージをすることが勧められる。

強制伸展を行った場合に，はじめから膝窩部に痛みを訴える例もある。このような例では多くは腓腹筋の筋緊張が高く，圧痛は筋腱移行部から近位膝窩部まで広範囲に認める。最大圧痛点の多くは外側のファベラの位置と膝窩部の中央である腓腹筋内側頭外側縁最近位部である。腓腹筋内側頭外側縁最近位の圧痛部位は，腓腹筋の形態の違いから症例によって異なる傾向がある。

強制伸展時痛が膝窩部にあるが，ときに大腿部後面に圧痛部位がある例もある。これらの大腿部後面痛の例は，内側の例では圧痛部位は半腱様筋腱の筋腱移行部である。半腱様筋を裏打ちする半膜様筋の筋痛もある。この場合，膝屈筋群の把握痛を認める。筋組織の把握痛がある場合には筋肉疲労を軽減させる処置が必要である。最も簡単で有効なのは筋の強マッサージである。一方，外側に最大圧痛点がある例は，大腿二頭筋長頭の筋腱移行部にある例もあるが，内側より頻度は低い。圧痛点が長頭腱の腓骨付着部にある場合もある。腓骨付着部痛は付着部障害であり，痛みの強い例なら注射治療も選択肢となり，有効性は高い。スポーツ選手でときにしつこい痛みとなる部位が大腿二頭筋短頭の大腿遠位外側部の付着部位の広範囲の筋痛である。ストレッチと強マッサージが治療の基本であるが，ときに多数箇所の圧痛点ブロック注射も有効である（**図13**）。

■ 狭義の膝蓋腱炎（症）の治療

膝蓋腱の断裂に至ってなければ膝蓋腱付着部周囲の癒着を，痛点ストレッチでほぐしたり，局所麻酔薬を加えたヒアルロン酸を腱膝蓋下脂肪体の間に注入することで改善することが多い。平均2回程度の注射で，コントロール可能な痛みになる。

近年はエコーガイド下に腱と滑膜の隙間を確認したり，ドップラーで血管増生を確認し

ながら，注入して，エコー下に効果を確認しながら注射をすることが勧められる（図14）。癒着部を残さず徹底的に治療を行うことで効果を高めると考えられる。

図13 頻度の高い膝窩部の圧痛点と注射部位

a：腓腹筋外側頭（✕）は腓骨神経に近い。内側頭（✕）の圧痛最大部位は膝の真裏の位置にあることが多い。
　△：大腿二頭筋腱長頭，▲：大腿二頭筋腱短頭。
b：右大腿二頭筋の疼痛のために膝屈曲が制限され，夜間痛も認める患者さん。圧痛部位である筋腱移行部3箇所に麻酔薬と注射を行った。繰り返しの注射で長年の膝痛と屈曲角度の改善が得られた。

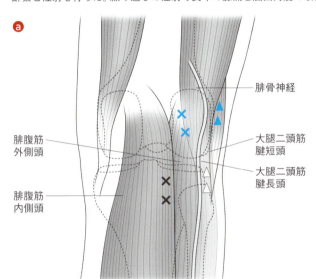
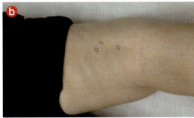
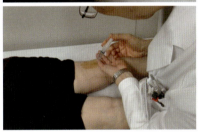

図14 膝蓋腱炎（症）（20歳，男性）

a：膝蓋腱炎で膝蓋腱近位付着部後面の断裂像を示す。
b：エコーガイド下ヒアルロン酸注入後，ドップラーでの血流増加像が改善していくのがわかる。

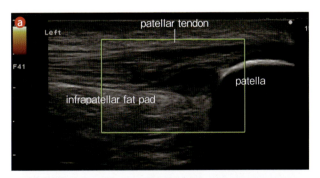
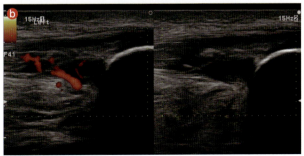

（早稲田大学スポーツ科学学術院 熊井 司先生ご提供）

注射治療の効果は，片脚しゃがみ込み動作を行わせ，その屈曲角度と自覚痛の改善で判断する．片脚で90°屈曲を得られることを治療の目安とする．

　しかし，膝蓋腱後面からの断裂が膝蓋骨下極を越えて，前方の骨膜の剥離に及ぶと保存治療の切れ味は悪くなる．そのような患者さんでは膝蓋骨の骨膜痛の治療も必要であり，ヒアルロン酸の注射だけでは切れ味よく寛解までもっていけない例もある．負荷の高い骨膜痛に対する治療法が必要である．効果はあまり高くないが，膝屈曲位での膝蓋骨下極付近の膝蓋骨上の指圧も行うべきである．このような骨膜性の痛みに対して体外衝撃波治療（extracorporeal shock wave therapy；ESWT）が有効である可能性がある（p.16参照）．

■ 歩行時や荷重屈伸での内側痛：軽度伸展・屈曲制限と内反膝

　内反膝傾向があり，内側型のOAを認める患者さんで内側を非常に痛がる例がある．圧痛点は内側関節裂隙のすぐ遠位（約1cm）で脛骨内側の後方，圧痛部位は腱性の束に感じる．半膜様筋の脛骨付着部のうち，direct headとよばれる部位である．半膜様筋は内側屈筋群（ハムストリング）で最大の筋肉であり，筋組織のボリュームも大きい．脛骨へは5本の枝を伸ばして，膝の後内側を支えている（図15）．

　歩行障害となるような強い痛みを訴える例では，注射治療の適応となる．一方，治療は同部位の点のみの治療では不十分である．半腱様筋の柔軟性を高め，筋力を付けるために，膝伸展ストレッチ，ヒップリフト，内側ハムストリングの強マッサージも必要である．概して屈筋が優位になっている膝では，膝前方の痛みが潜在しており，軽度の屈曲拘縮がある．膝完全伸展を再獲得する訓練も同時に必要となる．膝関節伸展の再獲得は容易ではないが，反らせる大腿四頭筋セッティングがうまくできて，かつ歩行時に伸展制限が目立た

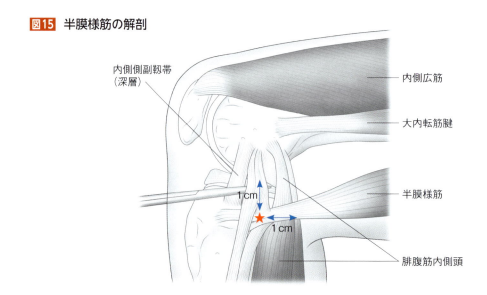

図15　半膜様筋の解剖

なければ機能的には許容できる。自主トレとしては低い椅子に腰かけて足を投げ出し，膝を過伸展させるように膝部を両手で抑える。この際に伸展筋も働かせるようにする。また臥位で踵の部分に小枕を置いて下肢を軽度挙上し，軽い屈曲から力いっぱい伸展させるように大腿四頭筋セッティングすることも勧められる（図16）。

内反膝と歩行時前内側痛

年齢や膝OAの程度にかかわらず，強い歩行時痛のために歩行困難になる例がある。著者もその経験者である。それらの圧痛部位は脛骨近位前内側にある。解剖学的には内側膝蓋支帯の脛骨付着部と考えられる。脛骨骨膜に移行する部位であり，脛骨に沿った圧痛点を認める。圧痛はかなり強い。治療としては脛骨上の圧痛部位の指圧である。1点5秒で，圧痛点を移動しながら1分くらい行う。朝晩，2セットくらい行う。即効性があり，痛いときに施行すれば必ず効果がある。かなり痛い。

膝OAが進行して骨棘が目立つ例では，内側膝蓋支帯の脛骨付着部に接した骨棘の出っ張りの目立つところの圧痛を認める。この部位は関節包の付着部と考えられる。このような例でも圧痛点の指圧は有効である。しかしこのような例は概してOAの程度は進んでいて，症状の寛解という意味ではその効力は落ちる（図17）。

一方，強い歩行時痛を訴える内反膝例では，脛骨骨膜上の圧痛としてみると，脛骨の内縁近位に広がる圧痛も認められる。これは下腿三頭筋内側部筋膜の脛骨付着部の付着部障害である。内側のふくらはぎに過負荷がかかっている。痛くても脛骨内縁に沿って約10cmの範囲で指圧を繰り返す。痛みの改善には効果的である（図18）。

これらの脛骨近位の痛みは「骨の痛み」である。これらの骨の痛みは骨膜の痛みとして

図16 スムーズに膝が動くように働く伸展機構構成体

膝伸展機構を裏打ちしている膝蓋下脂肪体は，内側滑膜ひだから膝蓋上ひだまで連続している。膝蓋上ひだは膝関節筋に連続していて，膝の屈伸に伴って，スムーズな動きをするような構造となっている。

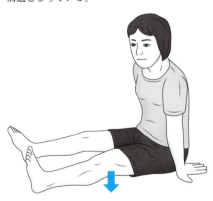
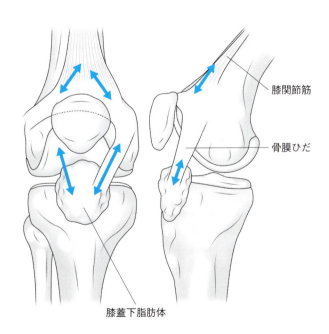

膝関節筋
骨膜ひだ
膝蓋下脂肪体

図17 右膝内側痛の症例（56歳, 男性）
a：動き過ぎた後に脛骨前内側痛を発症。そのときは脛骨の圧痛部位の指圧で改善した。
b：その後，特に膝痛を感じずに過ごしていた。3年後ゴルフ後に右膝関節水腫を生じて受診。右膝内側関節裂隙の狭小化の進行を認める。

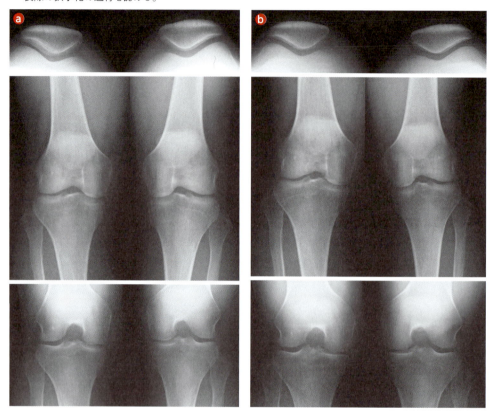

図18 難しい膝内側痛
荷重負荷による痛みの悪化と繰り返す痛み。
次のような患者さんには積極的に手術を選択することも大切な判断だと思う。
a：高度の内反例，外側スラストが明らかで内側の痛みがとりきれず，つらい例。
b：ROMの制限が徐々に進行して，屈曲がどんどん悪くなる例。骨増殖性で骨棘が目立つ。
その他，目指すべき活動のために手術を希望する内側型のK-L分類グレード3や4の膝。

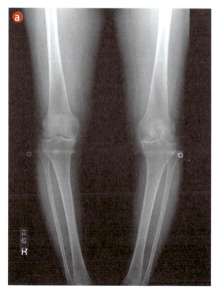
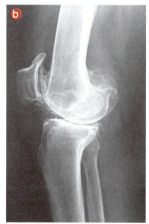

身体所見上はとらえられる。これらの痛みは，膝OAのMRIで認められる軟骨下骨の骨内高輝度部位ではなく，付着部障害の広がりとしての骨膜痛と解釈している。根底には骨への荷重過負荷があると感じる。荷重負荷は内反が強くなれば大きくなり，内側の軟骨摩耗が進んで内反が強くなればさらに内側への負荷は増す。脛骨近位前方の痛みは伸展制限の軽い膝で，脛骨近位内縁の痛みは伸展制限傾向のある膝でみられる。膝OAが軽い例で典型的に認められる内側膝蓋支帯付着部の疼痛は，膝OAがある程度進行するとあまり認められなくなる。またこれらの症例は男性に多いようである。歩行姿勢や筋力，軟部組織の弛緩性，内反程度と疼痛閾値のバランスにより生じるのであろう。これらの症例で歩行時内側痛が許容できない例では，歩行時の脛骨外側スラストが認められる例が多い。手術適応は比較的高く，骨切り術や人工関節を比較的早期に考慮すべき対象と考えている。

■ 外側型膝OAで外反膝を伴う例

このタイプの膝痛は決してまれでない。原因としては，外側半月板の切除後，円板状半月板損傷の進行期，外側タイプの離断性骨軟骨炎（OCD）の成れの果て，もしくはそれらの原因が明らかでない外側型膝OAである。外側半月板の損傷は小児期から少なくなく，見逃されて放置されている例もまれでないと感じられる。疼痛閾値の低いタイプも目立つ。また外側半月板はMRI上逸脱が認められることが多い。逸脱は半月板の周囲線維組織の弛緩によるhoop stress（逸脱しないで過重を分担する機能）の低下である。原因としては外側半月板のボリュームの低下，後節・後角部の断裂弛緩，外側荷重面の軟骨摩耗などによる外側コンパート構成体の容積の低下である。ROM制限はあっても軽度なことが多く，伸展は比較的保たれている。（図19）

図19 外側半月板の逸脱と外側型OA
a：伸展荷重位X線像。外側裂隙の狭小化は明らかでない。
b：45°屈曲荷重位X線像。外側裂隙の狭小化は明らかである。
c：MRI前額断像では外側半月板は変性して小さくなり全体が逸脱している。軟骨組織はわずかに残存している。

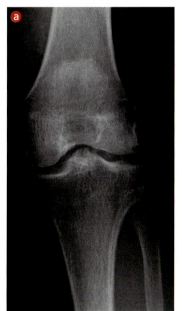
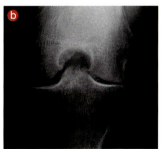
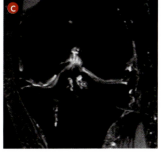

大腿四頭筋セッティングがうまくできない。膝蓋骨を外側から，外側下から，下から移動させるとかなり強い誘発痛がある。ときに外側上から動かしても痛い。外側上から動かして痛い例では外側広筋痛の要素もあると解釈する。これらの例では外側筋間中隔から外側広筋の大腿付着部を近位に移動していくと圧痛点が大腿中央まで存在することがわかる。

　ストレッチの方法としては，膝蓋骨を外側から内側に向かって動かす。5秒ごとに一度戻して，数回行う。少しストレッチ痛が軽減したら，移動させる部位をやや下（遠位）に移動する。同部位は膝蓋骨の移動性に乏しいことが少なくない。動きを感じず，ただ痛みだけを訴える例もある。ストレッチ痛が軽減するまで，5秒ずつ移動させる。次いで膝蓋骨の下極から上に向かって移動させる。同部位は伸展位で膝蓋骨が移動することを感じることは少ない。ストレッチ痛のみである。ここも数回，5秒動かす。これらの操作で膝蓋骨の移動性はかなり改善し，ストレッチ痛の軽減も患者さんから自覚される。

　またスポーツ選手で多いのが，外側の半月板や軟骨損傷があり，それらによる疼痛がある程度コントロールされて，練習量が増加した場合に屈伸に伴って起こる比較的強い外側の痛みである。胡坐位をとらせて，腓骨頭の近位を押すと強い圧痛がある。外側側副靱帯（LCL）の圧痛である。LCLの繰り返す痛みだけが治療の対象となった外反膝のバレーボール選手もいたが，多くの例では外側コンパートの関節炎（OA変化）を伴っている。LCLの圧痛は概してその中央部に多い。非常に強い痛みで練習に支障のある場合には，同部位のブロック注射は効果的である。注射部位は皮膚表面から浅い部位である。しかしながらLCLの圧痛を認める例では，その前方の外側関節裂隙や後方の裂隙の圧痛が同時に存在するかどうかの判断が大切である。同時に裂隙の圧痛がある例では，LCLの疼痛は外側コンパートの炎症が潜在していて，そのためのLCLに顕著になる疼痛と解釈する。関節内へのアプローチ（ヒアルロン酸注射，予防的なCOX-2阻害薬の内服など）の継続が必要である。

■ 屈曲制限の背景にある因子

　痛みの閾値が低い，筋量が多い傾向，パワーはあるが疲れやすい筋，筋緊張が高まりやすい，筋痙攣を起こしやすい，伸展機構の付着部骨棘形成が目立つ例では，だんだん膝が曲がりにくくなる（図20）。

　TKAの対象になるような進行期，末期OAの患者さんで屈曲が100°程度，悪い例では90°に満たない症例がときにある。このような例に対し，そのままの屈曲角度の状態で手術を行うと，屈曲制限の残存やさらなる悪化のために，手術満足度が低くなってしまう危険性が高くなる。TKA後にも120°の屈曲を獲得することが，ADL上，機能的に非常に大切である。スムーズな立ち上がり動作や，階段下り動作にはぜひ必要な120°である。

　しかしながら前述のような特徴をもつ，特に男性では屈曲の獲得に苦労することがある。

　術前に前かがみ，すなわち股関節屈曲，腰椎後弯傾向での歩行が身に付いて長期間経過した患者さんでは，術後屈曲の改善が悪いことがある。大腿直筋の拘縮を中心とした大腿四頭筋の拘縮が長年にわたり存在している（図21）。

　うつ伏せになること。これ自体が高齢者には非日常的動作であることが多い。あおむけ

図20 両膝痛症例（50歳，女性）
骨棘形成が目立ちROM制限が強い。

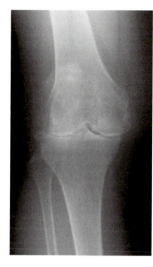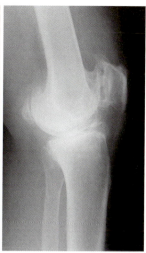

図21 左膝痛症例（72歳，男性）
内側型のOAに対し，右膝TKAを施行。除痛は十分で患者さん自身の満足度は高かったが，術前から続く膝の屈曲拘縮が術後も改善せず，加齢とともに胸椎後弯が進行して，膝の伸びも悪化した。腰椎前弯が強く，股関節・膝関節の屈曲拘縮が長期間にわたった。
a：腰椎は椎体前方の骨棘が目立ち第4/5椎間の無分離すべりがあり前弯は強い。
b：左膝内側型OAで，側面像で伸展制限が認められる。
c：左TKA後。膝の伸展制限は悪化した。

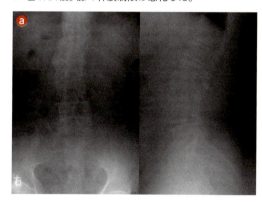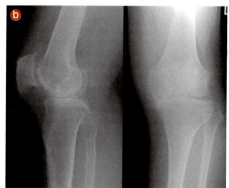

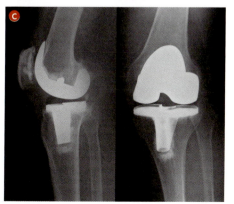

で膝を抱えるように曲げると120°くらい屈曲できる患者さんでも，うつ伏せで膝を屈曲させると，90°も曲がらない例がある。膝屈筋筋力の低下と膝窩部の組織の拘縮が潜在している。伸展筋の短縮・拘縮がある。このような患者さんには，うつ伏せの膝屈曲訓練を習慣付けてもらうことが必要である。左右，5秒ずつ屈筋群に力を入れることが必要である。さらに，左右の足を組んで，交互に入れ替えながら5秒ずつ屈曲する。曲がりの悪い膝を，よりよい膝の足で自他動的に屈曲することになる(図22)。

　他動的，自動的屈曲時にどこが痛いか，どこが突っ張るのかを尋ねることも大切である。うつ伏せの曲げでは膝蓋骨のすぐ近位が突っ張ることが多い，つまり大腿四頭筋の筋腱移行部に最も強い拘縮を示唆する。しかし実際は抱えて膝を曲げると膝の裏側が突っ張る，もしくは痛い例が多い。より深い組織である関節包などの拘縮も当然同時に存在しているはずだが，それ自体を対象としてストレッチを指導し説明することは少ない。そのような例では腓腹筋か，内側外側の膝屈筋の痛みが潜在している。腓腹筋の内側頭，外側頭を意識しながらアキレス腱の筋腱移行部から近位に向かって，強マッサージを行う。少し痛いくらいの強さが筋緊張を和らげるためには適切なようである。腓腹筋の近位付着部は，やはり付着部障害として痛みを起こしやすい。内側頭近位外側，膝の真裏ないしは，外側近位，

図22 高齢者への膝運動

a：高齢者には意識的にうつ伏せになり，膝を曲げる練習を勧める。両足を交互に組んで自動介助屈曲を行うことも効果的な方法である。うつ伏せでの膝屈曲動作では大腿前方の筋肉，特に大腿直筋のストレッチ効果がある。
b：膝を抱える動作も膝の屈曲角度を維持する基本的な動作である。殿筋のストレッチにもなる。

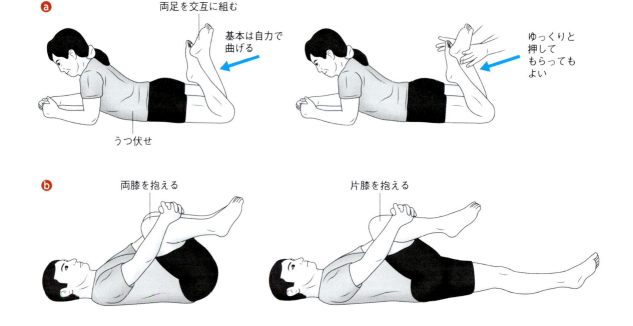

腓腹筋外側頭近位付着部内側，ファベラのある部位を入念にほぐす。腓腹筋に痛みのあまりない例では，内外ハムストリングの脛骨，腓骨付着部から筋腱移行部，さらに筋腹に把握痛がある。筋腱移行部の圧痛点のほぐし，筋腹部の強マッサージを行う。

　筋の把握痛は筋腹の発達した筋に認められる。すなわち，内側ハムストリングでは半膜様筋，外側ハムストリングでは大腿二頭筋短頭が主体である。筋腹の発達した筋肉は抗重力筋として立位の維持に働いている。二足歩行，立位の維持は疲れることなのである。一方動かす筋肉である2関節筋のけがである筋損傷は動かすこと自体に問題を生じるため，痛みだけではない機能の問題を引き起こす。治療法は多岐にわたり，ときに手術を要する。一方，筋腹の多い筋の損傷は主に疼痛のコントロールと再発予防が重要になる。

Ⅳ 治療 × 膝痛

一般的な保存治療
（薬物治療, ヒアルロン酸注射など）

　膝の痛みの治療において, 痛みを和らげ, その状態を維持するための前提は, 膝関節内の炎症がコントロールされていることである。炎症のコントロール不良は, 軟骨摩耗を急激に進める。軟骨の機能の残存が膝痛コントロール良否の平均的な目安になる。膝痛治療の根本は, 軟骨組織の維持にある。

　痛みには理解できない面がたくさん残されている。著者は臨床家として膝の痛みに使える薬はすべて実際の患者さんに試みることにしている。効果は患者さんが教えてくれる。著者の処方の選択や保存療法の有効性は多くの患者さんからのフィードバックであり, 個人差の大きさは痛みの治療の難しさを教えてくれる。

Column

膝OAガイドラインの現状

　各国や国際学会が診療ガイドラインを公表している。国際関節症学会 (Osteoarthritis Research Society International ; OARSI) のガイドライン[1, 2], 英国国営医療保険制度のNICE (National Institute for Health and Clinical Excellence) ガイドライン[3], 米国整形外科学会 (American Academy of Orthopaedic Surgeons ; AAOS) ガイドライン[4]が有名である。

　日本整形外科学会 (日整会) の膝OAガイドライン[5]は, OARSIガイドライン (パートⅡ) の推奨文に基づき, 日本における診療実態に即して適合化したものである。日整会膝OAガイドラインは策定委員12名全員が整形外科専門医で, OARSIガイドラインの25項目推奨文に対する委員会の支持率 (%) を独自に推奨強度で表し, 各治療法に対する推奨度も5段階で付記した[5]。ヒアルロン酸注射の有効性について日本では高く評価されていることが, 国際的な位置付けとの違いとして大きい。

一般的な保存治療(薬物治療，ヒアルロン酸注射など) **IV**

Column

膝OAガイドラインの疑問

　膝OAに対するガイドラインは，エビデンスの高い論文をまとめて評価することと，ガイドラインの主観の総合的判断でなされる。日本のガイドラインの策定にも携わってきた立場から，著者にはいろいろな疑問がある。

　ガイドラインに挙げられている治療法について，まず効果があるかないかを判定する。これ自体が正しい姿勢と考えられない。膝OAの治療は，痛みに対する効果でほとんどが成り立っているが，痛みについての病態や理解が不十分な現実で果たしてそのような全体としての線引きに意味があるのだろうか。治療は費用対効果，リスクとベネフィットでなされるべきである。膝OA患者さんは均一でない。治療法にも効果のメカニズムがそれぞれ異なる。病態の理解が十分でなければ，適応を誤る危険が高くなる。痛みを軽減させるメカニズムが異なれば，治療法の適応も異なる。効果が平均的に上回れば効果のある治療法とされるのだが，ある一定の適応の下に効果の大きな治療法のほうがむしろ価値が高い。適応のない膝OAに使うと効果がなく，副作用があっても一過性で重篤でなければより安全で費用対効果が高くなる。

　痛みの原因を唯一「炎症」に求め，炎症を抑える効果のために痛みが楽になるとされる消炎鎮痛薬には注意が必要である。消炎鎮痛薬の用い方は，膝OAの薬物治療法のなかで最も注意しなければならない。抗炎症効果だけで疼痛緩和効果を説明できないのに，最も一般的な薬剤に位置付けられている。目に見えない「炎症」を疼痛の原因として消炎鎮痛薬を処方することには慎重でありたい。

　膝OAは基本的に加齢変性疾患であり，治癒させることは不可能である。従って副作用，それも元に戻らない副作用を残すことが最も問題である。その点，手術治療の責任は大きい。大きな傷と対価を払って満足できない患者さんを作ってはならない。

　治療過程のなかで，目先の疼痛緩和と長期的な軟骨組織の温存は別々に考え，患者さんにその点を理解してもらうことが必要である。膝OAは軟骨がなくなると膝の機能は低下して，元に戻りにくくなる。しかし膝OAで治療を受けている患者さんの半数以上では一部の軟骨組織はすでに消失している。「軟骨がなくても患者さんの膝機能は維持できる」ことを基本として治療に当たりたい。

COX-2阻害薬

　膝の痛みが急激に生じた場合や，動く量が多いと，重い痛みが増してとれない例などでは，明らかな炎症や慢性炎症のくすぶりが痛みの悪化やコントロールの不良と関連していると考える。このような例に対しては，必要最小限，必要十分なCOX-2阻害薬の内服薬を処方する。患者さんには「痛み止め」でなく，「腫れ止め」と説明する。痛いときに，痛くなってから内服しても通常効果が低いからである。

135

その患者さんに応じて，その膝の状況応じて，具体的に飲み方を指導する。例えば下記のごとくである。

① 「半日以上出かけるときは朝一度内服してください」：膝の炎症のコントロールがある程度できている状態で，炎症をコントロールするため，軟骨欠損まで進んでいる患者さんに対して。

② 「生活状況が変わらないうちは1日おきに朝内服を続けましょう」：毎日出勤などして無理をすると関節炎症状が出る患者さん（軟骨はほぼ消失している）に対して。

③ 「お稽古事の日，試合のある日には朝一度内服してください」：趣味を続けたい患者さん，あるいは激しいスポーツ活動を行う患者さん（軟骨は消失している）に対して。

④ 「毎日朝内服，それでも膝が重く感じるときはもう1錠内服してください（用法用量では1日2錠，分2の薬）」：軟骨の摩耗状況はさまざまであるが，活動性が高くなると炎症症状が明らかになる患者さんに対して。

⑤ 「とにかく土曜・日曜は薬を飲まないようにしましょう」：週5日働いている患者さんに対して。

⑥ 「まず1週間は毎日内服しましょう」：関節炎・水腫などが明らかで自発痛のある患者さんに対して。

　著者の好みの処方はメロキシカム®を朝1錠である。長時間作用があるので，連用に注意する。毎日内服したい患者さんにはセレコキシブ（セレコックス®）やエトドラク®を選択する。これらは1日2錠，分2が用法用量で定められているが，できるだけ2回内服しないように調整する。抗炎症のための内服薬は予防的に，必要十分に内服することが大切で，頓服を基本とする。COX-2阻害薬も心血管系の副作用には留意すべきである。

NSAIDs（非ステロイド性消炎鎮痛薬）

　COX-2阻害薬も薬理的な意味ではNSAIDsなのだが，患者さんにはNSAIDsを「痛み止め」と表現し，COX-2阻害薬を「腫れ止め」と表現して，区別してもらうことにしている。

　NSAIDsは痛いときに飲み，痛みを和らげる目的で内服する。仕方がないので飲んでいただく痛み止めであり，その患者さんの膝痛の治療はうまくいっていないとも解釈する。NSAIDsが痛み止めとして効果を求めるのは，いわゆる関節痛でない。スポーツや労働などの使い過ぎ，筋筋膜性疼痛や疼痛閾値の低い患者さんの疲労時や寒冷，気圧の変化などによるつらい痛みである。関節炎に伴う痛みに対しても鎮痛効果はあるが，そのような使い方は勧めない。

　効果の高い薬剤は，よく効くという定評のある痛み止めである。ロキソプロフェンやジクロフェナクが代表である。個人的にはインドメサシン系の薬剤は勧めない。効果が低く消化器系の副作用が目立つからである。この種の痛み止めを濫用すること（用法用量に従って真面目に内服することも含めて）は厳に慎むべきである。内服して，痛みが楽になればよ

一般的な保存治療（薬物治療，ヒアルロン酸注射など） **IV**

いのではない。特に高齢者では，消化管の潰瘍や腎機能障害が怖い。消化管出血が副作用の初発症状になったり，症状が明らかになった場合には治療が困難なほど腎機能障害が進行していることもある。

アセトアミノフェンの膝痛への効果は，個人的にはよく理解していない。消炎作用はなく鎮痛メカニズムも中枢性といわれ，よくわからない。肝障害に注意する必要がある。効果があるのなら頓服使用してもよいが，個人的にはあまり処方経験は多くない。

その他の膝痛を和らげる薬の効果と使い方

■ プレガバリン（リリカ®）

プレガバリンは，神経障害性疼痛に用いられる医薬品である。神経を実際に傷付けたしびれ，痛みには確実に効果がある。用法用量としては「初期用量としてプレガバリン1日150 mgを1日2回に分けて経口投与し，その後1週間以上かけて1日用量として300 mgまで漸増する」と記載されている。しかし著者は神経障害が明らかでない，通常の膝痛の患者さんでは，75 mg錠を副作用なく内服できた例を経験していない。

著者は一般的な膝痛患者さんで，NSAIDsなどで痛みをコントロールできず，自発痛が強い患者さんに対してリリカ®の内服を試みてきた。25 mg錠を1日のなかで最も痛い時間帯の前に内服していただき，痛みに対する緩和効果と眠気・ふらつきなどの副作用を報告してもらいながら，最も効果のある内服方法を個々の患者さんで具体的に指示してきた。効果のあった膝痛の特徴としては，膝蓋下脂肪体の腫れが肉眼的に認められ，関節自体の腫れ熱はなく，膝蓋骨の移動時痛は高度でなく，冷えや疲労で痛みの強くなる，「自発痛のつらい」例だった（図1）。リリカ®の効果としては痛みのつらさに改善が認められ，気になる痛みが軽減する。しかし痛みは完全に消失はしない。客観的にも膝蓋下脂肪体と考えられる膝蓋骨下の腫れの程度が改善した。長期的に膝痛は消失しないが改善傾向を維持できる。またリリカ®の服薬量は増加せず，むしろ減少し，リリカ®を内服しなくても膝痛はさほど気にならない程度に維持される。

膝蓋下脂肪体由来の膝痛として，Hoffa病が有名である[6,7]。しかしHoffa病の単一の病態がこれまで著者は理解できていなかった。Hoffaが報告した病態と同じであるかはわからないが，膝蓋下脂肪体の腫脹が積極的に生じて自発痛を生じる病態をHoffa病と理解すると確かに存在するし，ほかの治療法ではあまり効果がない。このような病態に対し，痛点ストレッチや運動療法の効果は限定的であり，患者さんの満足は得られなかった。従って，リリカ®の位置付けは確かに重要であると感じる。しかし，浮腫や体重増加の副作用は頻度が高く，注意が必要である。

■ トラマドール（トラマール®，トラムセット®）

トラマドールは弱オピオイドであり，μオピオイド受容体の部分的なアゴニストとしての

図1 リリカ®服用例

受診2年9カ月前,エアロビクス後に急に発症した両膝痛。全国を歩き回る仕事をしていた。休暇を取り治療に専念するも,痛みのコントロール不良で紹介受診した。受診後4年,リリカ®(75mg×2)を試用。眠気・だるさが強いが全体的に疼痛の改善を認めた。1日50mgに減量して継続。自覚的にも他覚的にも膝痛は改善した。その後,動く量が多いと膝痛が強くなるが自制でき,筋力も改善した。リリカ®は投与後6年で不必要になった。
a:受診時MRI矢状断像。脂肪体の腫脹が認められる。b:初診時単純X線像。特に痛みの強い左膝で骨量低下が強い。c:両膝蓋骨遠位のびまん性腫脹が認められる。

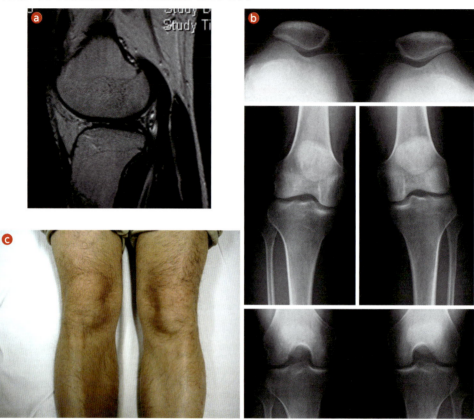

作用と,セロトニン・ノルアドレナリンの再取り込み阻害作用を併せもつ。呼吸抑制や依存性も少ないオピオイド鎮痛薬であり,侵害受容性疼痛,神経障害性疼痛ともに有効とされ,それらの混在型にも有用と報告されている。トラムセット®はトラマドールとアセトアミノフェンの配合剤であり,オピオイド受容体を刺激することで痛みの伝達を抑え,また痛みを抑える神経を活性化させると同時に脳にも働きかけ,痛みの感受性を低下させる複合剤である。

著者はコントロールの不良な膝痛の患者さんに最少量から開始した経験はあるが,いままで有効性を認めた経験は1例だけである(図2)。大多数の患者さんには痛みの軽減効果はなく,気分不快や眠気だけが訴えられた。==副作用が目立ってしまう薬剤は,その患者さんには向かないのである。==また,頸背部痛や腰痛に効くといわれている新しい機序の疼痛緩和の薬剤は,膝関節痛の患者さんにはあまり効果がない。いわゆる痛み止めのNSAIDs以外で,効果が一般的にあると信頼できる薬は,経験上いまだない。またかなり少量から始めないと,強い自覚的副作用を訴える。効果の判定以前に,内服を続けられないのである。関節の痛みはより単純で手ごわい。

一般的な保存治療(薬物治療, ヒアルロン酸注射など) IV

図2 トラマール®服用例

67歳, 女性。両側TKAを施行した。左TKA術後早期に自発痛が強く, 関節鏡視下に滑膜切除を行い症状は改善した。その後も疲労すると左膝痛が悪化した。術後10年, 膝痛に対しリリカ®はあまり効果がなく, トラマール®25mgを試用した。投与後効果を認め, 1カ月くらいで両膝痛が落ち着いた。X線像軸射で左膝蓋骨外側の骨のびらんを認める。TKA術後のびらんは珍しい所見ではなく, 通常痛みを生じることはほとんどない。
a：両下肢立位正面像
b：両膝蓋骨軸射像
c：左膝2方向X線像

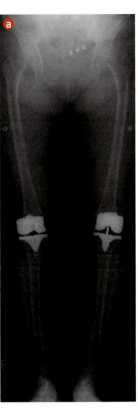
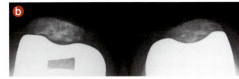
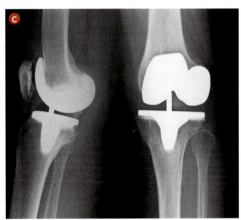

■ デュロキセチン(サインバルタ®)

　セロトニン・ノルアドレナリン再取り込み阻害薬デュロキセチン(サインバルタ®)は抗うつ薬として広く用いられ, 有用な薬剤として定着している。2016年に慢性腰痛症, さらに疼痛コントロールの困難な膝OAにも適応が拡大された。著者にとって膝OAで, 理解のしがたいコントロール不良な膝の痛みを訴える患者さんは経験が少なく, 思い出せるのは1例のみである。その患者さんは副作用のみ訴えられ, 痛みに対する効果は認めなかった。サインバルタ®の効果が疼痛抑制系の賦活にあるとすれば, 中枢性の痛覚過敏を有する膝痛の患者さんに適応があると考えられる。まだ効果のある患者さんのイメージは明らかでない。著者にとって痛みの抑制系の機能低下は頭ではよく理解できる。十分ありうると思う。しかし, 著者の臨床経験上, その患者像は明らかでない。

　一般的に考えると, 炎症で説明できない, 自発痛のつらい患者さんに対してはこれらの作用機序の異なる薬剤を少量から効果を判定しながら試みてもよいのではないだろうか。この点, 添付文書に書かれている用法用量は, せっかくその薬剤が患者さんの役に立つチャンスをうばってしまうような, 大量であることが多い。このベースとしては用法用量の設定の基準になった対象疾患が慢性腰痛であることに原因があると思う。慢性腰痛の背景は複雑であり, 中枢に近い。四肢の関節である,「単純な」膝の痛みには合わないのであろう。

著者は最少量を2週間投与し，内服による副作用がなくあるいは改善し，服薬できて効果がありそうであれば継続することにしている。著者が適応があると考えて投与した患者さんでさえ，半数以下しか継続して内服できないのが実情である。また効果の継続や，内服の必要性についても2～3カ月おきには再確認する必要があるとも感じる。リリカ®を処方した多くの患者さんでは，内服量，内服の必要性は徐々に減少してくることがほとんどである。

サプリメント

　内服をすると消化管で分解され，血流にのって全身をめぐって吸収され，ある組織に吸収され効果が発現する。従って血流の乏しい部分には飲み薬はまず到達しにくい。つまり治したい組織に対して，その組織を砕いて薬剤として口から入れて効果を期待するという考え方は安易であり，科学的には支持しにくい。

■ グルコサミン

　グルコサミンはグルコースの2位の炭素に付いている水酸基がアミノ基に置換されたアミノ糖の1つであり，人を含む動物ではN-アセチルグルコサミンの形で，糖蛋白質，ヒアルロン酸などグリコサミノグリカン（ムコ多糖）の成分となっている。軟骨に大量に存在するプロテオグリカン複合体の中心を占める巨大なグリコサミノグリカンがヒアルロン酸である。

■ コンドロイチン硫酸

　コンドロイチン硫酸は動物体内にみられるグリコサミノグリカンの一種でコア蛋白質とよばれる蛋白質に共有結合したプロテオグリカンとして存在する。特に軟骨の細胞外マトリクスに多く存在する。D-グルクロン酸（GlcA）とN-アセチル-D-ガラクトサミン（GalNAc）の2糖が反復する糖鎖に硫酸が結合した構造をもつ。

Column

軟骨維持に対するサプリメントの効果のエビデンス

　栄養補給サプリメントや健康食品として販売されているが，近年では経口摂取では膝OAへの効果はないということになっている。発症予防の効果もない。200名以上を対象とした大規模無作為化比較試験10報のまとめは，膝や腰のOAの患者さんによるグルコサミンやコンドロイチン硫酸の単独または併用摂取は，関節の痛み，関節腔の狭小化に影響は与えなかったという結論になっている[8, 9]。

　こういった検討は科学的には正しいし否定できない。しかし一方，膝OAも均一でなく，その痛みの原因やメカニズムも十分に解明されているわけではない。従ってその患者さんの膝の痛みに絶対に効果がないとはいえないと著者は考えている。患者さんが希望すれば，1

一般的な保存治療（薬物治療，ヒアルロン酸注射など）　**IV**

カ月単位で効果を試してみることを勧める。効果がありそうであったら2カ月続ける。そこで1カ月やめてみて，その効果がなくなるかどうかを調べてもらう。効果がなくなったらまた再開してみて，本当にその内服がその患者さんにとって役に立つかどうかを調べてもらう。

■ コラーゲン

　関節軟骨の別の成分であるコラーゲンも，サプリメントとして売られているポピュラーなものである。

　コラーゲンは主に脊椎動物の真皮，靱帯，腱，骨，軟骨などを構成する蛋白質で，細胞外マトリクスの主成分で，体内に存在しているコラーゲンの総量は，ヒトでは，全蛋白質のほぼ30％を占める最も多い蛋白質ある。

　コラーゲンをはじめ，蛋白質を食べると，胃や腸のなかで分解され，アミノ酸（もしくはごく短いペプチド）の形で吸収される。サプリメントなどで取り入れたコラーゲンが，体内でコラーゲンに再合成されるというのは単なる希望的観測に過ぎない。

Column

著者にとってのサプリメント

　サプリメントはばかにできない。著者自身も何種類も飲んでいる。目の疲労，筋力の低下，認知症，肝機能障害。老化は確実に進む。基盤にあるのは加齢による身体機能の低下の自覚とその不安である。目の疲労と花粉症対策には確実に効果を認めている。その他は自覚症状の変化や効果の確認は難しい。

　世界的にポピュラーなOAに対するサプリメントも，頭ごなしには否定できないのである。否定することに意味があるなら否定してよいが，自分の理解している理屈だけで完全に否定することはできない。科学的には，現在はその効果は否定的であることは確かである。ただこの事実が，すべての人にとって意味がない，ということを意味しない。ただし無駄だと念頭に置いて，自覚的効果がないのに続けないほうがよい。成分・内容の確認は大切であり，あやしい製品は避けるべきである。

Column

プラセボ効果①

　ここでプラセボ（偽薬）効果について考えてみる必要がある。偽薬は少量ではヒトに対してほとんど薬理的影響のないブドウ糖や乳糖が使われることが多い。偽薬の効果の存在は広く知られている。特に痛みや下痢，不眠などの症状に対しては，偽薬にもかなりの効果があるともいわれている。

　偽薬と無治療との比較試験100編以上の論文のレビューで，痛みの症状だけは偽薬によって若干改善されるが，ほかの症状は改善していなかった[10]。

> **Column**
>
> ### プラセボ効果②
>
> 実は手術にも偽手術効果があることが知られている。一般的に痛みのある膝OA に対する関節鏡視下手術は勧められない[11~13]。

外用剤

■ 貼付剤

日本は湿布王国である。現在では湿布製剤のほとんどはNSAIDsの成分を含有しており，局所的な消炎鎮痛薬ととらえるべきである。皮膚から吸収され，NSAIDs成分の局所濃度が高くなる[14, 15]。痛みを発信する部位が関節周囲や筋肉周囲であることを考えると，局所的なNSAIDsの投与は安全で効果的な方法といえる。

例外的に湿布からの吸収が優れるために，全身的な作用も得られる湿布もあるが，通常副作用はほとんどが皮膚症状である。光線過敏を生じる湿布剤もあるので，皮膚症状には気を配る必要がある。長時間貼っていると副作用は起こりやすい。同じ製剤でも繰り返し貼っていると，かぶれを代表とする副作用が急に現れることがある。一度かぶれたら1カ月は同部位への貼付はやめたほうがよい。ほかの部位に貼ってもかぶれやすくなるので，気を付ける必要がある。また効き目や副作用の個人差もあるので，一概にどの貼付剤がよいともいえない。また鎮痛効果だけでなく，貼り付き具合，二度貼りの可能性，剥がれにくさ，運動での突っ張り具合など，選択の要素はいろいろとある。

湿布の効果があり，内服と変わりがないのなら，湿布を選択する。腫れている例では内服との併用を指示する。また関節炎の予防のために，無理を承知で動く際には湿布の貼付を予防的に勧める。よく寝る前に貼るという患者さんもいるが，著者は夜は保温して皮膚を休めることが大切だと思っている。また冷える感じが好きな患者さんもいるが，冷やすことが目的ではなく，あくまでも炎症を和らげ，痛みをとることが目的である。ヒヤッと感はメントール系の効果を加え，爽快感を高めようとしたものである。冷える感じは近年の湿布が求める効果の本質ではない。好みで選択してよいと思うが。

■ 塗布剤

整形外科領域で使われている塗布剤，塗り薬の多くも消炎鎮痛薬の軟膏，クリーム，ローション，固形剤（スミル®スティック，大正富山）である。患者さんの好みで剤型を選ぶが，まじめな患者さんほど消費する。膝痛の一面が筋筋膜性疼痛であることから考えると，ストレッチに加えて，強マッサージは有効である。この際にマッサージ効果を高めると考えられる。個人的には血行を増す効果が高いと考えられるヘパリン類似物質を処方することが

一般的な保存治療（薬物治療，ヒアルロン酸注射など） **IV**

多いが，べたつくので嫌がる患者さんも少なくない。著者自身も使うことがあるが，不思議に痛みが早くよくとれる。剤型については好みの違いが多いが，比較してどれがよいと勧めるほど，著者は研究を行っているわけではない。

Column

ヘパリン類似物質の処方

　このヘパリン類似物質は，1996年に「ヒルドイド®ソフト軟膏」という軟膏が発売されて以来，鎮痛薬クリームと一緒に膝術後の患者さんに処方することにしてきた。当時は販売会社から用法外というクレームが付いたが，最近になって運動器の腫れに対する適応が拡大されたようである。用法用量は発売時に基礎的な資料を添えて当局に認めてもらう際の保険診療においては基本となる約束事である。保険診療を無視するつもりはないが，本当の使い方を決めるのは患者さんであり，医師はその助けを積極的にすべきだと考えている。また用法用量には長期使用の副作用について十分に検討されているわけではない。それゆえ追加の注意が繰り返しなされるのである。

ヒアルロン酸製剤の注射

　ヒアルロン酸は関節液の成分であり，細胞外マトリクスのムコ多糖の主成分である。ヒアルロン酸製剤を膝OAの関節に注入すると，少なくとも一時的には膝痛が楽になることが多い。用法用量としては，膝OAを適応症として，週1度，1週おきに5回連続して注射する。維持投与として2週に一度ずつ程度の頻度で注射する方法も認める向きもあるが，あくまでも用法は連続5回投与のようである。

■ ヒアルロン酸製剤の関節内注射

　その効果は個々の膝によってかなり異なる。膝の痛みが楽になり，2〜3回繰り返すことによって膝の痛みが楽になる例，膝の痛みが注射後に楽になるが，2〜3日で痛みが再発し元に戻る例，痛みが楽にならずかえって重く痛くなる例，1〜2時間しか効果がない例など，さまざまである。

　動物実験の結果から，ヒアルロン酸の関節内注射は膝OAの進行や軟骨摩耗の進行を遅らせ，炎症を鎮める効果が認められている。痛みについても滑膜の炎症を抑制し，痛覚神経の過敏性を和らげる。また潤滑作用により，関節の動きを改善し関節軟骨の栄養環境をよくする（**表1**）。

　ヒアルロン酸注射は，摩耗した軟骨組織を再生させる力はない。従ってOAが進行している例で，注射の効果が明らかでなければ注射を繰り返す理由はあまりないとも考えられ

143

表1 ヒアルロン酸の薬理効果

関節軟骨に対する作用	• 軟骨と親和性を有し，軟骨表面を被覆，保護（ウサギ；1984年） • 軟骨の変性変化を抑制（ウサギ；1978年，マウス；1989年） • 軟骨マトリクスからのプロテオグリカンの遊出を抑制し，軟骨代謝を改善（ウサギ；1992年）
関節液に対する作用	• 病的関節液のヒアルロン酸濃度および分子量を高め，粘稠度を改善（ヒト，1983年）
関節拘縮改善作用	• 腱と腱鞘の間の物理的バリアとして働き，腱の癒着を防止（ラット；1988年）
疼痛抑制作用	• 関節疼痛モデルにおいて，ブラジキニン単独およびブラジキニンとPGE2併用による発痛作用を抑制（ラット；1988年）
滑膜に対する作用	• 滑膜細胞に作用し，高分子ヒアルロン酸の合成を促進（ヒト；1983年） • 滑膜細胞に作用し，滑膜の炎症および関節組織の変性変化を抑制（ウサギ；1999年，イヌ；1998年，ヒト；1998年）

る。動物実験と実臨床との対象の違いが根本にある。事実，整形外科医が手術治療を主体としているアメリカの整形外科アカデミー（American Academy of Orthopaedic Surgeons；AAOS）では，ヒアルロン酸注射をOAに適応とすべきでないとガイドラインに挙げている[4]。

著者のヒアルロン酸関節内注射の用い方は3通りである。

①関節炎が水腫を伴って症状が強い例。本来の用法用量に準じて週1回，数回継続する。だいたい膝の症状は治まる。膝によってはストレッチなどのケアが必要であるが，大多数で膝痛は改善する。1つの代表的な用い方である。

②水腫は軽度だが，動くと熱を生じ，痛みが治まらない例。2週に一度ずつくらいヒアルロン酸注射を繰り返す。症状が治まった状態が1カ月は続くまで，活動量を含めて膝をコントロールする。COX-2阻害薬や貼付剤も併用してもらう。

③試みとして行っている投与法として，X線像上OAは軽度だが痛みがとれきれない例。軟骨組織の摩耗速度を遅らせるために，4週に一度ずつくらい，しつこく年余にわたり継続することを勧める場合がある（**図3**）[16]。いずれにせよ，膝痛のとれにくくなったOAでは軟骨が消失している関節面の部位があることが多いと考えられる。このような例に対しては，注射で自覚的な疼痛改善効果が明らかでなければ継続する適応は少ないと考えられる。ときに予想外の効果を認めることもある（**図4**）。

■ ヒアルロン酸製剤の関節外注射

保険適用はないが，関節外の圧痛点に対してヒアルロン酸を加えた注射を行うと，疼痛改善効果が長期間得られることを長年経験している。関節外の膝痛についての，著者の考え方が間違っていないことを支持する治療効果である。またこのことは2つの事実（？）を示唆している。1つはヒアルロン酸の薬効によって注射の効果が長く持続するということ，もう1つは筋膜リリース様の効果を高めるということであろう。

筋膜リリースは最近になって流行になっている言葉であるが，軟部組織の疼痛を，外傷や加齢性変化による組織間の正常な動き（滑り）が妨げられたことに原因を求め，その動き

一般的な保存治療（薬物治療，ヒアルロン酸注射など）　Ⅳ

図3　ヒアルロン酸の関節内注射例①
47歳，女性。右膝痛。
a：右膝痛にて関節鏡検査を受け，その後も疼痛が改善されず紹介受診した。軟骨摩耗の進行予防のため，毎週5回のヒアルロン酸関節内注射の後に，月1回の注射を継続した。
b：1年後MRIでの軟骨摩耗の悪化などを認めず，屈曲荷重位X線像ではむしろ左膝内側のほうが関節裂隙狭小化を認める。

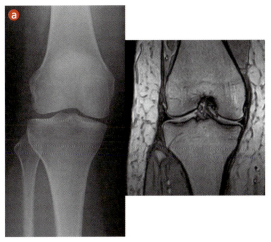
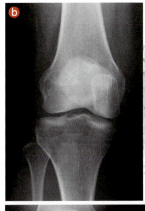
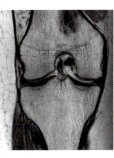
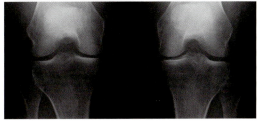

図4　ヒアルロン酸の関節内注射例②
73歳，男性。左膝痛。高校・大学でラグビーを行っていた。22歳時にACL手術を行った後，徐々に左膝痛が悪化し受診した。65歳ごろから近医で治療したが，ヒアルロン酸の効果は少なかった。筋トレと平地歩行を20～30分行っている。
a：初診時。ROM 0/145;-15/140，圧痛点；膝蓋骨外，後外側。保存治療1年で，痛みは改善傾向にあった。
b：3年後も痛みは特に変化なし。サイビスクディスポ®を試用したところ，有効性を認めた。

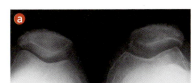
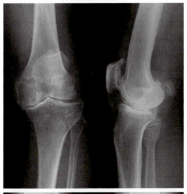
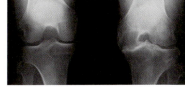
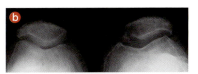
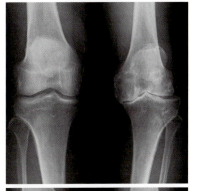
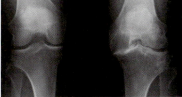

を正常化することによって，軟部組織の疼痛を改善させるという治療法である．痛い部分に滑りの悪さがあるということで，著者も運動器疼痛の要素の1つだと前々から考えている．解剖学的に，特に最近は日本でもエコーを用いて疼痛部位を，動きを加えながら診断することが広がりつつある．日本のエコーを用いる診療は，欧米から20年くらい遅れていると感じる．動きの悪い組織の間に生理的食塩水を注入して，筋膜リリースを行い，疼痛を劇的に緩和させることができる場合もある．この際にヒアルロン酸を加えると，その生理学的作用も加わり，筋膜リリースの効果を高めることが期待されるわけである．

　同様の痛みのメカニズムは，膝痛にも適用できる．筋間中隔部，腸脛靱帯部，腓腹筋近位付着部，大腿二頭筋短頭などである．さらに腱組織の滑りという意味では半膜様筋，鵞足，大腿二頭筋長頭腱，ときに膝窩筋腱などが挙げられる．また腱鞘で覆われた腱の滑りを改善させ，腱炎の痛みを和らげることは競争馬の研究で20年以上前から報告されており，臨床上もその効果は明らかである．

Column

バレーボール選手に対する関節外へのヒアルロン酸注射

　著者はバレーボール選手に関節外のヒアルロン酸注射を用いることが多く，バレーボール選手に対する関節外への注射が関節内の3倍であった．バレーボール選手では関節外の疼痛部位が治療対象として頻度が高いことを示唆する．著者の経験を**表2**に示す．

表2 ヒアルロン酸治療の実態

1999年4月～2016年11月まで，Vリーグバレーボール選手の下肢に対し，ヒアルロン酸注射治療を行ったまとめ。
関節外のヒアルロン酸注射治療部位の38／66（58％）が膝蓋骨・膝蓋腱周囲痛であった。多数回ヒアルロン酸注射例も膝蓋腱と膝関節が多かった。

関節外66部位（45名）		関節内16部位（16名）	
膝蓋腱前滑液包	2	膝関節	11
膝蓋腱	31	足関節	3
膝蓋下脂肪体	5	第1中足骨楔状骨間	2
外側側副靱帯	4		
腓腹筋外側頭	4		
腸脛靱帯	2		
鵞足	3		
半膜様筋	2		
内側広筋	2		
大腿二頭筋	3		
アキレス腱	5		
後脛骨筋腱	1		
長母趾屈筋腱	2		

一般的な保存治療（薬物治療，ヒアルロン酸注射など） **IV**

■ 関節内ヒアルロン酸注射治療と製剤の違い

　日本で現在臨床使用されているヒアルロン酸製剤に3種類あることはご存知であろう。分子量でいえば，①80万前後，②190万前後，③500〜600万程度のものである。それぞれ製法が異なる。

①分子量80万（無難に使用できる）

　1987年，生化学工業が製造し科研製薬が発売をはじめたアルツ®は，国産初のヒアルロン酸製剤だった。トリの鶏冠から抽出された分子量平均80万のヒアルロン酸製剤である。現在では後発品も多くなったが，ヒアルロン酸製剤としては圧倒的なシェアを有する。要は使いやすい製品である。使いやすいとは注射しやすく，副作用が少ないということである。

　分子量の大きさによって，注射後の患者さんの反応の大きさが異なる。関節炎が治まり，関節線維症が進んだ関節は，分子量の大きな2.5mLのヒアルロン酸製剤でも関節包が押し広げられて，突っ張りや痛みとして感じられることがある。関節外に漏れればなおさらである。この点，患者さんからの痛みの反応が最も軽いため，分子量80万の製剤は最も安心して用いることができる。

　ヒアルロン酸製剤の効果は多様である。多様であることは，ヒアルロン酸の受容体であるCD44が全身に分布していることからも納得できる。多様であるということは身体機能を調整するような効果は有するが，ターゲットを絞って効果を上げる力はさほど強くないことを示唆する。また関節内に注入された80万のヒアルロン酸は，3日間で滑膜組織に吸収され，ほとんど関節内から消失することが動物実験で示されている。従って，関節表面にコーティングされて残ったとしても直接的な潤滑剤としての物理的作用はあまり期待できないかもしれない。しかし滑膜細胞や軟骨細胞に取り込まれたヒアルロン酸は，関節の環境を整える役割を果たすと考えられる。

②分子量190万（軟骨を守るなら）

　分子量190万のヒアルロン酸は，先発品の分子量80万のヒアルロン酸製剤と異なり大腸菌による合成によって製造される製品で，製造に費用がかかるためか後発品は発売されておらず，スベニール®（中外製薬）のみが市場に出ている。分子量が大きいので，物理的な関節表面の潤滑作用はより大きいことが期待できる。また滑膜組織への吸収もやや遅く，関節内にとどまる時間が長い。関節内の滞在は5日と報告されている。従って関節軟骨を守る目的であれば，分子量の大きなヒアルロン酸を選択すべきかもしれない。しかし所詮吸収され，関節内からは消失してしまうともいえる。また硬い，痛覚過敏のある状態の関節に対しては，注射後にかえって痛みが強くなることもある。注射後1〜2日は重だるい感じが残る。このことは患者さんに，特に活動性の高い患者さんでは，十分に伝えておくべきである。さらに関節外に漏れると痛みはより強いことになる。理屈上は，80万より優れているのであるが，なかなかメジャーになれない原因はそのあたりにあるかもしれない。

③分子量500〜600万（潤滑剤として機能を期待するのであれば）

　サイビスクディスポ®（帝人ファーマ）は，元は分子量80万のヒアルロン酸を架橋処理して，さらに関節内の長くとどまるようにビニルスルホン架橋体としたものを混合した製剤

147

である。関節内に1カ月以上とどまることが動物実験で示されている。1回2mLを毎週3回連続投与すると，最長半年くらいの効果があるとされ，注射製剤ではなくデバイスとして位置付けられている。生体内のヒアルロン酸の分子量と同程度の大きさの分子量にして，とにかく潤滑剤としての機能を高めることを目的として開発された製剤である。

効果に個人差が大きいこともさることながら，添付文書にも「変形性膝関節症で関節に炎症が著しい場合は，本剤の投与により局所炎症症状の悪化を招くことがあるので炎症症状を抑えてから本剤を投与することが望ましい」と書いてある。著者も経験しているが，約5～10％，特に2回目以降の注射後に，激しい関節炎を起こすことがある。治療側にとっても患者さんにとってもこの関節炎はかなりつらい。

3種類のヒアルロン酸製剤のなかで，最も長時間関節内にとどまり，潤滑剤として機能することは確かであろう（**図4**）。

Column

無理を承知でがんばるスポーツ愛好家をサポートする

関節症を認めながらスポーツ活動を続ける例，早期膝○Aでスポーツを継続したい，復帰したい例などでは予防的に継続的に関節内注射を繰り返す。これらは患者さんの希望を実現させるための医療支援である。スポーツ愛好家である患者さんの意思をサポートする。ポイントとしては，①甘やかしてはいけない，医師の判断で運動・練習量をコントロールする，②予防的ヒアルロン酸注射，COX-2阻害薬の内服（**表3**），NSAIDs湿布，③スポーツ継続が可能と判断すればサポートする，である。関節症の発症や悪化を認めながらもスポーツ活動を続ける例や努力している例などでは，予防的・継続的に関節内注射を繰り返す（**図5, 6**）。

表3 炎症の予防治療

COX-2阻害薬	ヒアルロン酸関節注射（分子量190万）
・予防的1日おき（1日1錠の薬剤） ・毎日1錠（1日2錠の薬剤） ・出かける前に ・旅行には携帯し毎日 ・無理をする日の朝に ・無理した次の日から2～3日	・2～4週おきに軟骨を守る ・出かける前に悪化を防ぐ ・試合の前にパフォーマンスの維持
用法用量は上限と考えて指導	用法用量は度外視して実施

一般的な保存治療（薬物治療，ヒアルロン酸注射など） **IV**

図5 予防的ヒアルロン酸関節内注射例①
41歳，男性。空手で全国レベル。受診2年前から左膝の疼痛が悪化し，蹴りや正座動作がつらくなって紹介受診した。慢性関節炎症状を認めた。2〜4週に一度，ヒアルロン酸関節内注射を繰り返し，COX-2阻害薬を予防的に用いて炎症をコントロールしながら復帰を目指した。1年半かけ復帰を成し遂げた。
a：初診時のX線像とMRI像。
b：1年半後のX線像とMRI像。軽度の内側コンパートの変化が疑われるが，OA変化の進行は少ない。

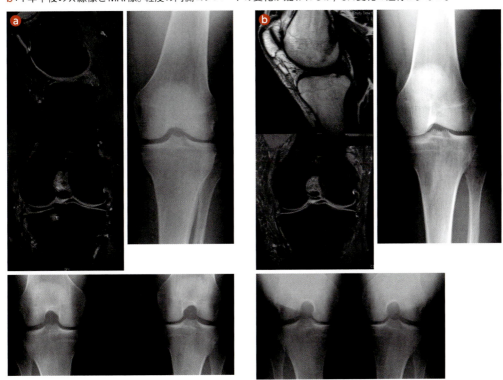

図6 予防的ヒアルロン酸関節内注射例②
37歳，女性。バドミントンで県大会レベル。両膝ACL損傷に対し，右膝靱帯再建を行った。
a：術前，b：術後2年，c：術後5年。この間，膝の炎症と痛みはコントロールされ，バドミントンのパフォーマンスも維持されたが，X線像では経時的に内側型OAの進行を認める。

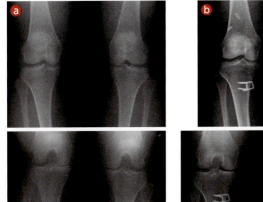
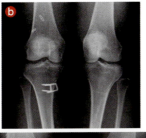
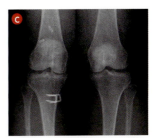
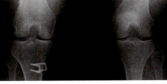
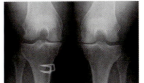

温熱治療・電気治療

　いわゆる物理療法の膝OAの痛みに対する効果について，著者はコメントするほどの経験を積んでいない，またそれほど熱心に考えていない。痛覚刺激に対する冷却や保温・温熱の効果は明らかである。しかし単純な温度の問題以上に，いわゆる電気治療が特別な効果を持続的に発揮する理由を見出しにくい。治療を受けているとき，その後一時的に痛みは楽になる。しかし翌日には元に戻る。著者はそういう治療ととらえている。膝OAの痛みの原因を変化させる工夫がなされていない。種々の痛覚神経に特異的に効果のある周波数などが存在する可能性があることも理解はするが，それが持続的に膝OAの痛みの改善に効果のある理由にはならない，と思う。ということで，このような治療（？）で治療費を請求すべきでないと個人的には感じている。

装具治療

　著者が日常診療で膝の痛みのある患者さんに説明したり，勧めたりしている装具とその使い分けと効用についてまとめたい。

■ レッグウォーマー（図7）

　レッグウォーマーは装具ではない。しかし保温を効率的に行うには，膝かけやレッグウォーマーを勧めている。冬でも冷房中でも痛い膝が冷えると余計に痛いし，硬くなる。これは冷却によって痛覚過敏が生じることと線維化によるこわばりの増悪による。保温は膝痛のコントロールの基本である。痛い膝部分だけを温めるより，足先から腿まで温めたほうがよい。膝かけも効果的だが，下肢の裏側が寒い。

■ サポータ・バンデージ（図8）

　市販のサポータも保温と軽度の圧迫が目的である。軽度の圧迫がどうして効果的なのか，よく理解していないが，確かに動きやすい。保温効果を優先するのであればきつすぎず，長めのものがよい。一方，圧迫を優先するなら自分の膝にフィットして装着すると，膝・足が軽く感じるものがよいだろう。そういった意味では弾性包帯を膝に巻くのもよい。状態にあった巻き方が自在にできるし，洗い直しが比較的容易である。

■ 外側楔状足底板（図9）

　日本では，O脚のOA患者さんに外側が高くなった足底板の装着を勧める医師も少なくない。しかし，著者はややその効果や装着性に懐疑的である。外側楔状足底板が本当に適したOA膝痛の患者さんは少ないと思う。まず医師から処方されて，きちんと役立てている患者さんは平均的には半数以下であろう。足首を外反位に保って活動していると，膝の内側

一般的な保存治療（薬物治療，ヒアルロン酸注射など） Ⅳ

図7　レッグウォーマー

膝の痛みに対しては「保温」が基本である。保温は積極的に温めるという意味合いではない。膝部だけでなく足から腿まで全体をきつくなく，ゆったりと冷えから防ぎたい。夏の冷房の効いた部屋で机上の仕事が続くときには，膝かけを使いたい。

図8　膝サポータ

膝のいわゆるサポータは，適度な密着感が心地よく冷えから守ってくれ，外出や動いているときには効果的である。支持性はほとんどないが，密着と適度な伸縮性は痛む膝の動きを軽くしてくれる。

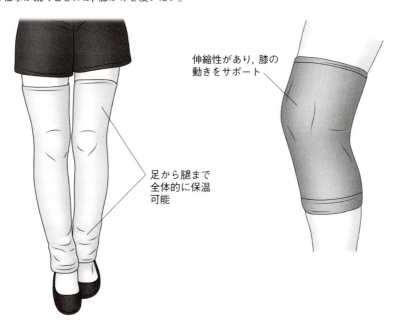

伸縮性があり，膝の動きをサポート

足から腿まで全体的に保温可能

図9　外側楔状足底板

内側型の膝OAに対する効果は高いエビデンスで認められている。大切なことは，本当にその膝痛の改善効果があるか，効果があっても長く使えるかどうかである。外出時に使うのであれば，履きやすい靴に入れて用いる。外出時間の長い患者さんには有用である。しかし主婦で家での仕事が多い患者さんに対しては，家のなかでうまく使っていただく工夫が必要である。市販のものでは長く使えないのではないだろうか。室内履きとの併用も一考である。

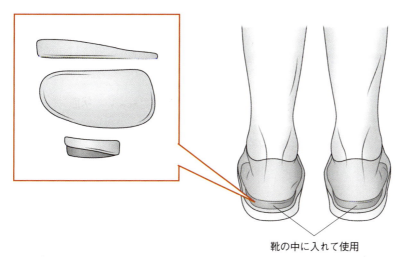

靴の中に入れて使用

151

コンパートメントへの負担は少なくなることに異論はない。しかしその患者さんの下肢や足が本当にそのように矯正されているのか，またほかの部分がつらくて仕方がないのではないか，という疑問をもつ。処方して結果的に日常でよく使えて違和感が少ないのであれば，ずっと使うべきだろう。理屈的には内側への負担は軽減されている。しかし，我慢をしながら理屈に従うことは勧めない。足関節に拘束性をもたせた足底装具もしかりである。

■ 足底挿板（アーチサポート，図10）

　活動的なスポーツ選手の膝の痛みを含む下肢の痛みに対しては，アーチサポートと外側楔状足底板を組み合わせた足底板を数多くの選手に処方してきた。トレーナーからの要望も多い。なかでも女子バレーボール選手における効果と使用継続性は特筆すべきである。足のショック吸収機能の低下は外反扁平傾向のある足でも甲高の凹足でも認められる。アーチサポートはそれらの足のショック吸収機能を高め，さらに足底の材質によってショック吸収力を上げる。また下肢のアライメントや踵骨の外反，内反に合わせて外側楔状の高さを調整している。一度処方した選手は，ほとんどスポーツ時に使用して再作製することが通常である。スポーツ選手の下肢の障害で足底板を嫌がらない，また使える種目ではぜひ使用を検討したい。

■ 軟性装具・支柱付き軟性装具（図11）

　支柱の付かない軟性装具は，変形に対応して装着が継続できる点が強みである。支持力はさほど強くないが，活動時に着けていやすいことは装具療法の基本である。どちらかというと変形の強い，軟骨が消失した膝の患者さんで，出かけるときに装着する傾向があるようである。前開きのものか，履くタイプのものであるが，フィット感がよく取りはずしやすいものがよいと思う。

　支柱の硬さは支持力につながるが，同時に装着時のフィット感の低下を引き起こす。何といっても装着感とそれに加えて支持性がどれくらいあるかがポイントになる。変形の強い膝では，前開きで膝蓋骨の部分が開いているものがよい。履くタイプでスプリングが支柱として入っている装具もポピュラーである。支柱のあるなしの是非は患者さん次第である。装着感と効果のバランスで選択される。

■ 硬性装具（図12）・アンローダー装具（unloader brace，図13）

　脚の長いスポーツ選手が着ける，しっかりした硬性装具は高齢者には向かない。男性の変形のある程度進んだ患者さんで特にテニスを楽しみたい患者さんには，テニスをするときのみ硬性装具をお勧めする（図12）。外反のかかるunloader braceも理屈的にはよいが，装着感が悪く除痛効果もそれほど大きいとは思えない（図13）。一方，変形の強い高度のOA膝でもCBブレース（佐喜眞義肢）を快適に着けている患者さんを少なからず経験している。非常に軽く不思議にフィット性がよい。素晴らしい装具である。

図10 足底板を用いた下肢のバランス矯正

膝を含む痛みが過度な衝撃や過労、使い過ぎによると考えられる例では衝撃吸収能の補助として足底板を用いることがある。特に女子バレーボールVリーグの選手では、半数以上に処方し、好評を得て継続的に使用することが大多数であった。膝OAの患者さんではスポーツ選手のような足底板の使用法は必要ないことが多いが、使い過ぎで膝の痛みのコントロールがうまくいかない例で、扁平足や凹足を認める患者さんには処方してよいと考える。図はVリーグ男子バレーボール選手。外反扁平足を認め、アーチをサポートすることにより下肢の機能軸の変化とクッション性の改善が得られる。

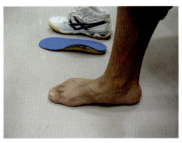 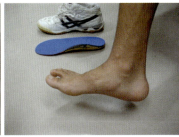 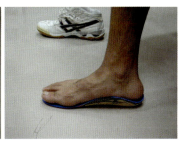

図11 軟性装具・支柱付き軟性装具

膝装具は主に内側型膝OAで、K-L分類グレード3程度の患者さんの活動時に有用性が高い。本人が着けやすく、効果を実感できるものであれば価値がある。仕事をもっている患者さんや外出の多い患者さんに勧める。またスポーツを楽しみたい患者さんにもよいだろう。

図12 支柱付き硬性装具

主に男性で、K-L分類グレード3以上の内反変形のある内側型の膝痛の患者さんで、テニスやゴルフ、またハイキングなどを積極的に続けたい患者さんに、活動時だけ装着することを考慮する。

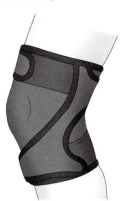 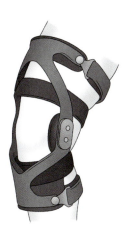

図13 アンローダー装具

内側型OAで内反膝を認める患者さんに考慮される装具であるが、外反矯正力が伸展位付近でしか作用せず、装着感が悪いため長続きしないことが多い。それなら沖縄で開発された超軽量OAブレースのほうが長く使ってもらえる点でお勧めできる。

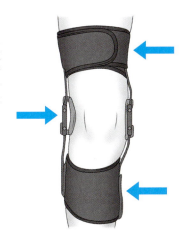

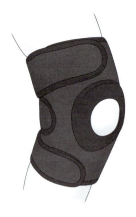

図14 パテラブレース
履きやすく意外に使い勝手がよい。膝蓋大腿関節の関節症の患者さんに限らず，どのようなOAでも，膝蓋骨周りの痛みが明らかであれば試してみてもよいかもしれない。

■ パテラブレース（図14）

　X線像上，膝蓋大腿関節症が明らかでなくとも，どんな膝でも膝の伸展機構に負担は大きく膝蓋骨周囲の痛みは頻度が高い。従って，内反膝でも膝蓋骨装具が効果的で患者さんに好まれる場合がある。比較的変形が強くて活動性の高い患者さんが好む傾向がある。

やらせてあげたい運動，許可するスポーツ

　歩行しなければ，歩行できなくなる。宇宙飛行士の筋量や骨量の低下は宇宙船内での激しい運動を行っても到底補えない。重力の下に生活する大きな負荷は偉大である。従って，重力の下に体重を支えて移動する「歩く」ことですら，容易なことではない大きな営みなのである。ある程度膝OAが進んできた患者さんでは，治療の効果がみられて平地歩行が何とかできるようになっても，階段昇降ができないと訴えることが少なくない。体重負荷をしながら膝を屈伸すること，それも片足で屈伸することが容易にできなければ階段昇降はスムーズに行えないわけである。歩行にかかる膝への負担は体重の3倍であるが，階段昇降では体重の7〜8倍に及ぶ（図15）。3倍の負荷に耐えても，すぐに7〜8倍の負荷に耐えられるわけではない。

　そこで，歩けるようになったが，階段昇降ができない方で，階段昇降を望む方，やらせてあげたい方には，許可できる運動を負荷が軽い運動から指導することにしている。

　まずはしっかり両手でつかまりながら膝を曲げることである。膝を曲げて体重を支えることを下肢に思い出させる。それができたら今度はつかまりながら片足で立ち，ゆっくり膝を曲げてみる。膝が突っ張り支えられる角度，時間を保つ。5秒から始める。一度できなくなったことは順序立てて練習していかなければできるようにならない。簡単にいえばつかまりながらのスクワット運動である（図16a）。

　膝によい運動として，一般的によく知られているのが水中ウォーキングである（図16b）。しかし移動時間，料金，水着に着替えることなど，多くの患者さんにはハードルが高い。膝痛を治療する側としても体重負荷を減少させて動くことは，確かに悪くない。しかし負荷としては進歩していかない。水中ウォーキングをしていると，地上を楽に歩ける

一般的な保存治療（薬物治療，ヒアルロン酸注射など） Ⅳ

図15 荷重に関する種々の研究報告をまとめた棒グラフ
平地歩行では大腿脛骨関節に体重の3倍の荷重がかかる．階段下りや下り坂では6～8倍の荷重がかかり，しゃがみ込み動作でも約5.5倍の荷重がかかる．
a：大腿脛骨関節にかかる荷重
b：膝蓋大腿関節にかかる荷重

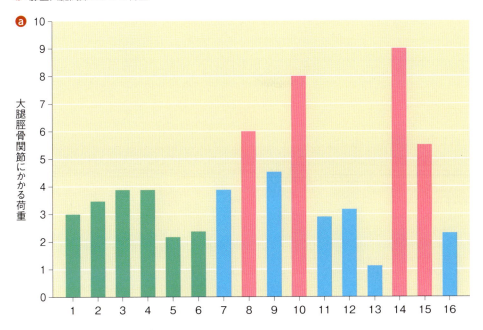

1～6：平地歩行，8：階段下降，10：下り坂，14：等速伸展運動，15：しゃがみ込み
平地歩行も結構つらい

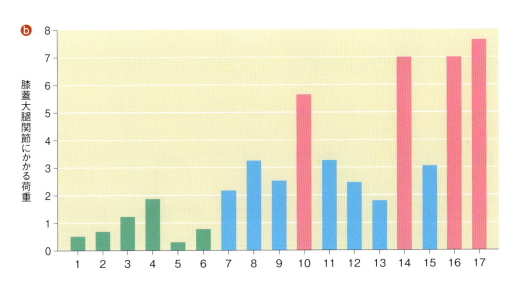

1～6：平地歩行，10：階段下降，14：下り坂，16：ジョギング，17：しゃがみ込み
荷重屈伸がつらい

（宗田 大．膝痛 知る診る治す．東京：メジカルビュー社；2007. p.7より引用）

155

体力が付くわけでもない。従って著者は，入門としての水中ウォーキングは否定しないし，体重負荷をコントロールする歩行動作としては理想的である。胸の深さで体重はほぼゼロになる。水深で負荷の量を調整できる。しかしそれほど積極的に勧めるわけではない。地上でのウォーキングは基礎代謝を上げる運動としては価値があるので，週に2〜4回程度行うことは悪くない。運動は量を増やせばよいのではないことは，頭でわかっていても実際は容易でない。実際にやりすぎによる関節痛の再発は後を絶たない。反対側の痛みが悪化するために，全体的には悪化してしまうことも日常茶飯事である。運動，負荷を増加させることの壁は厚い。歩くためには，ストックを2本使うノルディックウォーキングが最も

図16 許可する・勧める「運動」

やりたい活動をやらせてあげたい。著者はそう考える。手術をしないならば痛くても仕方がないなどと，気安くいえない。しかし痛みを押して無理な運動をすれば，膝OAはどんどん進み，やがて好きなことができなくなる。膝痛のコントロールがある程度うまくいって，かつその患者さんが運動をしたければ，ノルディックウォーキングやエアロバイクが勧めやすい。エアロバイクは膝蓋大腿関節症が明らかな患者さんにはお勧めできないが。その前につかまりながら両足のハーフスクッワットさらに片足のハーフスクワットは練習すべきである。早くても5秒キープで膝周りがストレッチされる感じを自覚しながら行ってもらう。水中ウォーキングは有酸素運動として安全で効果があると思うが，それだけやっていても地上での活動の改善になかなか結び付かない。
a：つかまりハーフスクワット，
b：水中ウォーキング，
c：ノルディックウォーキング，
d：エアロバイク。

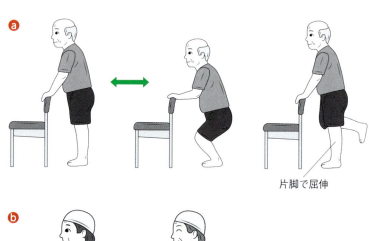

片脚で屈伸

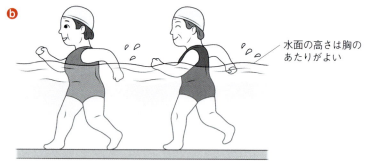

水面の高さは胸のあたりがよい

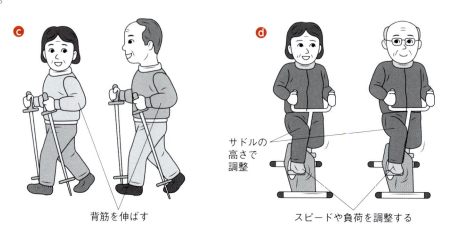

背筋を伸ばす

サドルの高さで調整

スピードや負荷を調整する

勧められる(図16c)。しかしこれも準備，格好をつけるのにハードルがやや高い。運動のための路面はクッション性，平たん性が重要である。芝生が理想的だが，でこぼこしていない土面ならよいだろう(図17)。

基礎代謝を上げるためには，カーブス®に通っていろいろな多くの器具を用いた運動を30分くらい続けるのはよいことである。ただし荷重膝屈伸運動は避けていただきたい。運動療法は膝痛の改善に効果のあることは高いエビデンスで認められている。しかしどのような運動が最適であるかは明瞭にされていない。がんばると効果が上がるわけではない。従って続けること，悪くしないことがポイントである[17]。

痛みが楽で，装着が苦でなければ，その患者さんに合った装具もよい。ただし出かけるとき，運動するときのみである。できるだけ膝への負担を軽くする努力をしながら，負荷を増すとよい。エアロバイクはよく勧める(図16d)。バイクも歩くことではないので歩行能力を直接的に上げるわけではないが，基礎代謝を高めるためには役に立ち，安全性が高い。もちろんPF関節の悪い患者さんには勧められない。しかし，一般的には治療が難しい内側型のOAでPFが特に悪い患者さんは多くない。単純に杖を使いながら，自分のペースで20〜30分歩くこともよい。痛みが悪化しないこと，格好よく歩く，つまり重心線を正しい位置に置いて腰を反らし，胸を張る格好を意識した歩きで方ある。この姿勢を保つ意識は歩かないでも効果がある。しかしあまりに単調でつまらないので，よい環境で自分のペースで歩いたほうがよいだろう(図17)。

図17 意識して使いたい補助

杖を使うこと。とても効果的だが，多くの高齢者は抵抗を示す。しかしつらそうに歩くよりも杖を使って格好よく歩くほうが，ずっとはた目にもよい。背筋を伸ばすように使うことが大切である。歩行を楽にするためにサポート性のある膝装具やクッション性の高い靴を履くことが大切である。また芝生や硬くない土などのクッション性のよい路面を歩くようにしたい。
a：杖の使用，b：外出時の装具の使用，c：クッション性の高い靴。

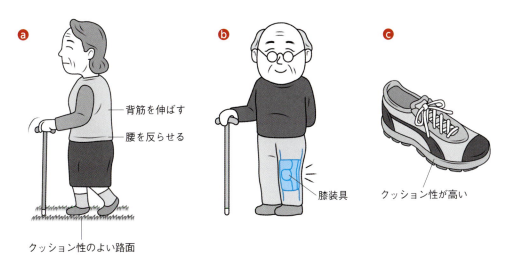

やりたいスポーツは長く続けられるように指導する。一般的にはダブルスのテニスやゴルフである（図18a, b）。楽しめることが大切であり，続けられることが課題になる。過去の栄光にはこだわらないほうがよい。しかし昔のようにできないのであればやりたくない，という意識があることもある。無理をするときには，できるだけ準備をすることが必要である。予防のためにヒアルロン酸注射，COX-2阻害薬の内服，使いやすい装具や杖，できるだけのことを行って，つらくなく楽しめることが大切である。患者さんが軽く考えがちなハイキングは，足元は悪く，勾配があり，しかも長時間の活動であるため，このなかでは最もハードルが高い運動と思われる（図18c）。

図18 やらせてあげたいスポーツ

たとえ人工膝関節置換術を受けても，ゴルフやダブルスのテニスはOKである。手術をしなくても膝の負荷を軽くする努力をしながらスポーツを楽しみたい。意外にハードルが高いのが長時間のハイキングである。軟骨のなくなった膝痛には長時間の負荷はつらい。
a：走らないダブルステニス，b：カートを使ったゴルフ，c：意外にハードルの高いハイキング。

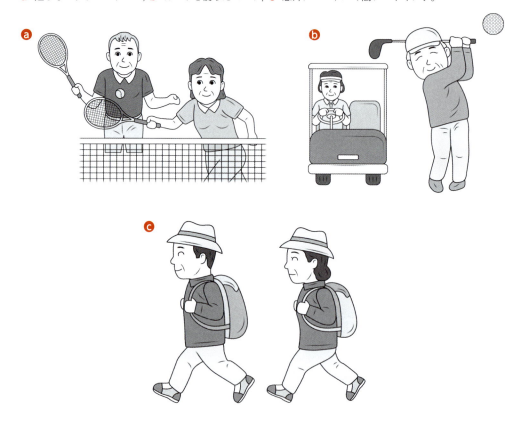

一般的な保存治療（薬物治療，ヒアルロン酸注射など）　**IV**

Column

健康に対するヒトの欲

　人間は不老不死を望んでいる。医学・医療の本質もそこに根差す。再生の魅力。しかし組織の治癒を考える場合，治ることはさほど簡単ではない。傷ができれば跡が残る。これはヒトの組織の治癒が完全でないことのわかりやすい例である。治ったものの性能はせいぜい本物の50％程度と考えるのがよい。また再生したものも老化が待っていることも忘れてはならない。

Ⅳ 治療 × 膝痛

膝関節手術後早期の リハビリテーション

　手術は典型的な膝に対する侵襲である。手術を行えば必ず出血し，膝の痛みを惹起する。

　ここでは代表的な膝関節手術後のリハビリテーション（術後リハ）の流れ（当院＝東京医科歯科大学での経験）を解説することによって，スポーツ選手ではジョギングの開始までの術後のケアと膝痛のコントロールの実際を明らかにしたい。

　術後リハにおいては術式の違いもさることながら，個人によって術後の痛み・腫れにかなりの違いがあり，痛みや腫れの違いによりリハビリの進み方が異なる。それらの違いを超えた適正化を実現することが，よりよい安定した術後成績をあげるためには重要であると考える。

前十字靱帯（ACL）再建

　四つ折り半腱様筋を用いた二重束再建術における流れを基本として述べる。骨付き膝蓋腱（bone tendon bone；BTB）を用いた再建術も術後リハの基本は同じだが，移植腱の違いにより術後リハの進行の特徴が若干異なる。

　①可動域（ROM）訓練，②荷重訓練，③筋力強化，④運動復帰へのプロセス，の順で術後の流れを述べる。

■ 当院での退院の目安

　術後5～6日で松葉杖を用いた全荷重歩行で階段昇降が可能であることを確認する。伸展が無理なく可能で伸展制限が目立たず，大腿四頭筋セッティングが可能であり，屈曲が90°を楽に超えることである。ほぼ例外なく術後5～6日で退院する。

■ ROM訓練①膝伸展訓練

　基本は下肢挙上訓練（straight leg raising；SLR）と大腿四頭筋セッティングである。

　著者らは伸展角度の評価を絶対値と左右差により行っている。最大伸展の計測は他動的，heel height distance（HHD，腹臥位，仰臥位）（図1），最大伸展位側面像（図2）を用いて総合的に判断する。最大伸展位側面X線像では脛骨の前方亜脱臼の有無に留意する。脛骨前方亜脱臼を示す膝では，最大伸展角度と一見した伸展角度の見え方が異なる。

　正常の膝は2～3°の過伸展である[1]。5°を超える過伸展膝や0°を下回る伸びない膝，また

図1 伸展制限の計測法

膝最大伸展・屈曲角度の計測，他動的に患側，健側で比較する。
1°の伸展差も意味がある。通常の膝は2°前後の過伸展である。5°を超える過伸展膝は不安定とみなす。
最大屈曲角度は5°刻みに計測し，差を表現する。
a：仰臥位での最大伸展角度の計測（図は伸展0°）。
b：最大屈曲角度の計測（図は最大屈曲150°）。
c：腹臥位で診察台の端まで移動し，踵の高さの差を計測。
d：仰臥位で膝を押さえながら踵を持ち上げ，診察台との距離を計測。

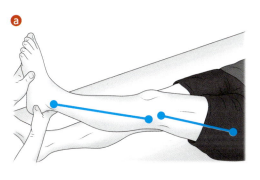
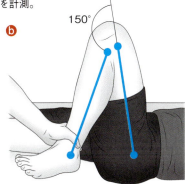
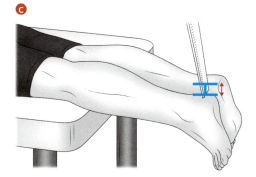
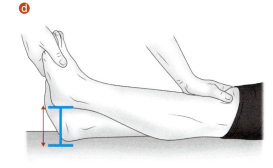

図2 最大伸展位側面X線像を用いた最大伸展位の評価

踵を台に載せて下肢を挙上し，力を抜いた状態で正側面からX線撮影をする。患側，健側で比較し，左右差と絶対値を評価する。
最大伸展側面像での陳旧性のACL損傷膝の特徴として，①脛骨の前方亜脱臼の存在，②骨軸を用いた伸展角度の計測では伸展制限あり，③Blumensaat線の延長線上の脛骨高原の位置が後方，が挙げられる。
a：ACL損傷（右）
b：健側（左）

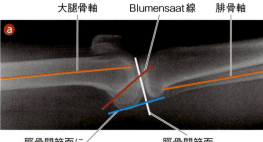
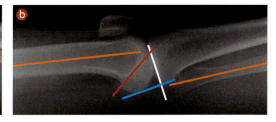

1°でも健側よりも過伸展を示す膝では，通常の膝における術後リハと異なった「最大伸展角度」獲得に対する注意が必要である。

　著者が目指すACL再建術後の最大伸展は，無理なく膝を伸展できて，伸展制限感や伸展時痛がなく，大腿四頭筋特に内側広筋に十分な力が入り，0°以上の伸展ができることである。絶対的な左右差には術後早期にはこだわらない。過伸展膝で早期に伸展角度を健側とそろえることは，移植腱の緩みを惹起する危険性があると考える。

　術後翌日にはSLRが可能である必要がある。これが長期間不能な症例はきわめてまれだが，股関節や大腿直筋機能の異常が潜在していることがある。大腿四頭筋セッティングは術後翌日には痛みはあるが可能であることを確認する必要がある。膝窩部に拳をおいて行うセッティングは術後特に有効である。

　術後3日経ってもうまくセッティングできない例では，膝蓋骨と膝蓋下脂肪体の痛点ストレッチを開始する。しかしこれは慎重に，痛みの許容範囲で，自主訓練を中心に行う。他動的に痛みを誘発し過ぎることは危険であり，さらに炎症の悪化が起こることは避けなければならない。患者さんからは概して不評であるが，良好な内側広筋を含む大腿四頭筋の収縮を伴う正しい伸展を獲得するためには膝蓋骨と膝蓋下脂肪体の痛点ストレッチは有効で大切な訓練である（図3，朝，寝る前2回の痛点ストレッチを用いた自主訓練を促す。基本は膝蓋骨の痛点ストレッチに準ずるが，腫れを伴うIFPに対する膝蓋腱上のストレッチも必ず加えることが必要である）。

　この術後の痛点ストレッチでの誘発痛が強くない患者さんでは，術後リハは順調であることが多い。まったく痛がらない患者さんでは，軟部組織の弛緩性が強い傾向があり，術後リハをあまり積極的に行うと，過度にROMの獲得が進んでしまい，術後早期に膝の緩みが起こる傾向にある。このような患者さんでは術後のROM獲得は慎重に，基準とした範囲のROM維持に留意することが大切である。もともと身体の柔らかい患者さんは移植腱も柔らかくなりやすい。

　この時点で非常に痛がる患者さんでは，術後早期のリハビリの進行は遅くなる傾向にある。膝関節の炎症・腫脹をよくコントロールし，最大伸展時に痛みを感じる部分・組織の痛

図3 8方向からの膝蓋骨ストレッチ(a)と膝蓋腱のほぐし(b)

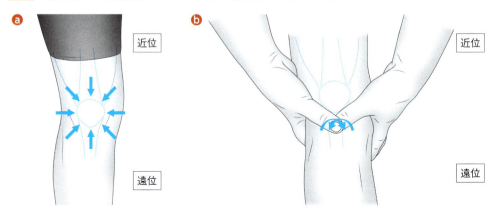

点ストレッチ，筋腱の強マッサージ・ほぐしを積極的に加える。同時にその時点での最大屈曲時に痛みを感じる部分を示していただき，誘発痛が起こる組織を同定して，積極的な痛点ストレッチ，筋腱の強マッサージ・ほぐしを加える必要がある。しかし，他動的に行うと非常に痛がることが多い。従って，痛みに耐えられる範囲で自主的に施行することが大切である。それに加えて他動的にストレッチを加えてどの程度痛みが誘発されるか，ストレッチによってどれくらいROMの改善やセッティングが改善するかを確認し，さらに自主的な訓練を励行させる。このような痛みの強い患者さんで，術後に緩みの再発が問題になったことは記憶にない。

　一方，術後早期から伸展時の前方痛を自覚し，時間を経過しても伸展時痛が残存する例で，ADL動作やスポーツ活動の進展に支障がある例では，リハビリだけでなくもっと積極的な膝伸展改善のためのアプローチが必要である。これまで効果を認めているのは，膝蓋腱とIFPの間にヒアルロン酸を注射すること（生理食塩水の注射でも効果があると考えられる），さらに効果が継続的でなく，問題が許容できなければ早期のセカンドルックと伸展制限に関与する移植腱の前方組織の切除が勧められる。セカンドルックで真のサイクロプス様の炎症組織を見出すことは少ない。多くはACL遺残組織を含む軟部組織の顆間への入り込みと増殖滑膜組織である。

Column

真のサイクロプス

著者は，BTB 1例とST 2例で真のサイクロプスを経験している（図4）。また顆間過形成術を施行した例では伸展制限例が多い傾向がある[2)]。骨組織の切除により出血も増し術後の治癒反応が増強される可能性があるためである。

　どのような術後変化の個人差があるにせよ，術後3カ月でジョギングが開始できる片足ハーフスクワットが可能になるようにもっていき，その後スピードと走行時間を漸次増していけるような術後リハと補助的なケアを実行することが望ましい。

図4　真のサイクロプス症例
23歳，女性。サッカー選手。右ACL再建後の伸展制限・疼痛が持続した。表面に赤いサイクロプス様腫瘤（矢印）の形成あり。真のサイクロプスといえる。

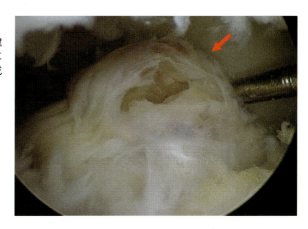

■ ROM訓練②膝屈曲訓練

少なくともハムストリング腱を用いたACL再建術後の屈曲訓練はあまり急がない。マシーンを用いる屈曲筋力強化は少なくとも3カ月は行わない。術後早期の屈曲訓練により半腱様筋の筋腹が近位に退縮し、その後の半腱様筋腱の部分的再生に支障をきたす恐れがある[3]。屈曲角度の目安は、術後1週退院時に100°、朝起きて少し曲げる訓練をすれば90°をクリアする程度で十分である。しかし90°に満たない、訓練を続けてやっと90°に達するような例では、退院後の屈曲角度の改善には注意を要する。曲がらない原因にはいくつかある。

まず自己他動的に曲げさせる。どこが痛いのか、突っ張る部分はどこか、を尋ねる。多くは膝の後外側である。ほぼ例外なく腓腹筋外側頭（lateral head of gastrocnemius；GCl）の圧痛がある。

Column

ACL受傷時・受傷後の膝後外側部の痛み [4]

ACL受傷後早期の患者さんでは、膝の後外側の痛みを強く訴える患者さんが少なくない。解剖学的には腓腹筋外側頭腱性部である。ACL受傷時に起こる膝のキネマティクスの変化をみるとわかりやすい。ACL断裂の瞬間、脛骨は内旋して前方に亜脱臼する。その際に荷重がかかっており、腓腹筋が脛骨脱臼に対抗しようとすると、強い腓腹筋の収縮が起こるはずである。にもかかわらず脛骨は亜脱臼する。腓腹筋外側頭は強く牽引されることになる。

腓腹筋を遠位から強マッサージを2～3回行うと、屈曲時の痛みが改善し、屈曲角度の増加が観察される。一方、今度は屈曲時に前方の突っ張りが自覚されるようになる。突っ張りは膝蓋骨の周りである。この際は膝蓋骨8方向からの痛点ストレッチと膝蓋腱上のほぐすような指圧が有効である（**図3**）。屈曲角度の変化はなくても前方の突っ張りを自覚する際には大切なケアである。

ACL再建術後の屈曲角度の獲得は、どんどん進めばよいのではない。術後の時期と獲得屈曲角度を調整することは現実的に大切な点である。術後1週で95°、1カ月で120°、3カ月で135°、6カ月で正座練習、という目安に合わせ、患者さんの体質に合わせて指導する。

術後から屈曲がどんどん進む例では、ブレーキをかける必要がある。一方、1カ月で120°以上曲がらない例では、屈曲練習の方法について検討し積極的に介入する。腓腹筋の柔軟性は大切である。さらに術後半年過ぎても正座の姿勢がとれない患者さんに対しても、正座動作における疼痛部位の分析が必要である。多くは膝窩部の痛みや硬さを訴える。これに対しては手の指や手のひらを膝窩部にはさんで正座練習をさせてみる（**図5**）。一方、前方の硬さを認める例では、大腿直筋の短縮が潜在している例がある。腹臥位をとらせ、膝屈曲をさせてみる。健側と差が大きければ、大腿直筋の短縮が疑われる。うつ伏せで積極的に自己他動的な膝屈曲訓練を指導すると有効である。このような例では歩行時股関節を

図5 膝裏が痛く正座ができない例に対する正座動作の工夫
膝裏に指を入れて正座してみると正座がやりやすい。

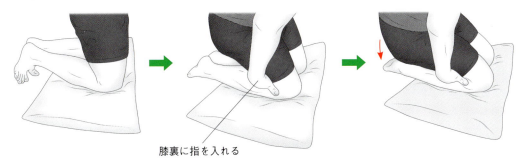

膝裏に指を入れる

屈曲し，膝をやや曲げて歩く傾向がある。股関節の可動域のチェックも必要であり，股関節の可動域の正常化や股関節の形態をX線像でチェックすることも行うべきである。

■ 術後初回外来時の伸展制限例とそのケア

　伸展不全，ACL術後3週初回受診時にHHD12cmを認めた例を挙げる（図6）。このままにしておけない危険信号例である。次回受診時までに改善できる見込みが高いことを示す必要がある。術後早期の膝伸展不全の改善は自己四頭筋セッティングがうまくできるかどうかが，基本である。通常のセッティング動作で大腿四頭筋の収縮がうまくできなければ，膝窩部に自分の拳を入れて，拳をつぶすように膝を伸ばす（図7a）。大多数の例はこの動作で大腿四頭筋に力が入る。この動作で膝前方に突っ張りがあれば，膝蓋骨ストレッチと膝蓋腱上のほぐしによって，前方の突っ張りをとるようにする（図7b, c）。膝窩部が突っ張れば，腓腹筋の近位付着部をほぐす。他動的膝伸展を加えながら，突っ張る部分があるのか，どこなのかを確認しながら，組織のストレッチを進める（図7d～f）。伸展強制時痛がなくなるまで繰り返す。踵の下に小枕を置き，足部を持ち上げて膝を過伸展するように四頭筋を収縮させる（図7g）。

　一方，膝を曲げて歩行をしていると，いくら自主訓練で膝の伸展を努力しても身にならないことが多い。歩き方は非常に大切である。膝を曲げながら足を置くようにして歩いていては，伸展制限は固まってしまう。特にそのような悪い歩き方を松葉杖なしで行うことは危険である。伸展制限や屈曲角度が許容できるようになるまでは，松葉杖を使いながらの歩行が必須である。さらに，膝の伸展を強制したような歩容を指導する。膝伸展をした状態で，足関節を背屈した状態で維持しながら踵で荷重するような歩行をさせる（図7h）。本症例では外来の10～15分の診察でHHD 2.5cmに改善させることができた（図8）。

　自主訓練を継続することで，その後の伸展制限は問題にならないことが大多数である。問題にならないとは，「2°以内の制限を認めても自覚的に伸展が制限されている自覚がない」状態である。しかし改善が十分でなく伸展時痛もあり，それがスポーツ復帰を遅らせているようなら関節鏡検査を施行し，伸展制限の原因になっている関節内の軟部組織の切除を行う（図9, 10）。

図6 ACL術後3週後，退院後初回受診時の伸展制限例

HHD 12cmを認めた。

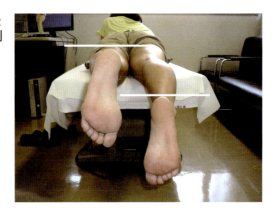

図7 術後早期の膝伸展不全の改善法

a：自己四頭筋収縮訓練＝拳をつぶす
b：自己膝蓋骨ストレッチ
c：膝蓋下脂肪体ストレッチ
d：自己伸展強制による突っ張りの自覚。前が痛い：IPF，後ろが痛い：GCl, GCm, SM, 大腿二頭筋など。
e：膝窩部のストレッチ
f：ツッパリ部のストレッチ
g：膝過伸展訓練（踵の下に台を置いて，膝を反らせる）
h：踵歩行。両松葉杖を使用して，しっかり膝を伸ばして，足関節を背屈したまま膝を伸展を強制するように踵だけで荷重する歩行。

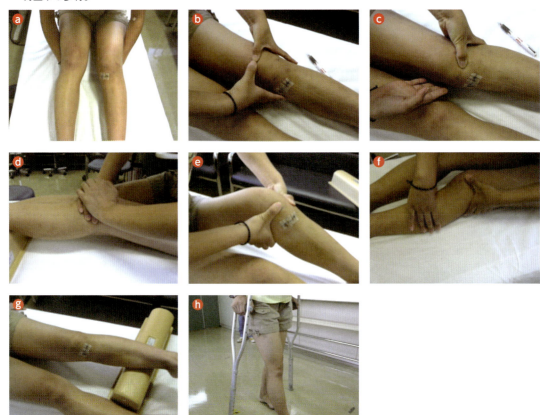

図8 術後3週，外来での自主訓練後の伸展不全の改善例（図6と同一症例）

外来退室時，HHD 2.5cmであった。

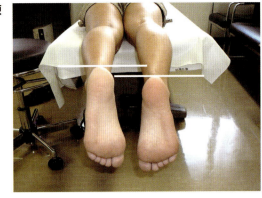

図9 右ACL再建後の伸展制限・疼痛の持続例①

23歳，女性。サッカー選手。術直後から痛がる患者さんの膝は硬くなる傾向がある。

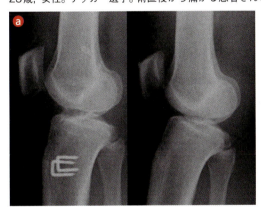
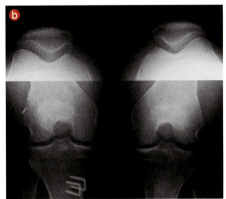

図10 右ACL再建後の伸展制限・疼痛の持続例②（図9と同一症例）

23歳，女性。サッカー選手。
a：セカンドルックの再建ACL（矢印）。
b：表面に赤いサイクロプス様腫瘤の形成がある（矢印）。
c：腫瘤を含めた伸展時にインピンジする組織を切除した。
d：伸展制限の原因となっているインピンジ組織が切除された移植腱が観察される（矢印）。

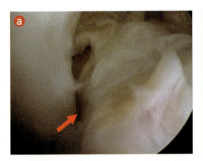
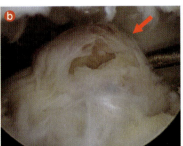
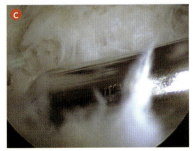
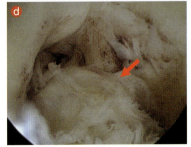

ジョギング開始の目安は片足でのハーフスクワットが安定して可能なことである（図11）。しかし術後2カ月半までは，可能でも始めさせないほうが安全である。移植腱の治癒の速度と膝の制動性やROM改善はむしろ逆の相関関係にある。ROM改善のスムーズな例では慎重に術後訓練を進めていく必要がある。

　術後3カ月でジョギングが継続的に可能になってくれば，スポーツ復帰を目標としたアスレチックリハビリテーションの関与が多くなる。外科医としては一息つける段階になる。

図11　片脚スクワット（片足バランス評価・訓練）

a：片足でのハーフスクワットが安定して可能なことが必要。
b, c：望ましくない例。knee in & toe out（b），骨盤が水平でない（c）。

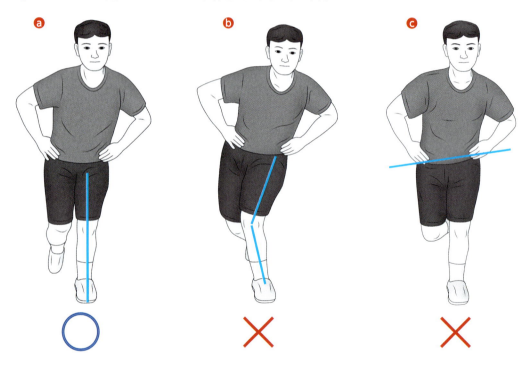

Column

術後ケアの実際と関連する因子の検討

　表1～5，図12に著者の経験をまとめた。

膝関節手術後早期のリハビリテーション **IV**

表1 前十字靱帯再建術後早期の膝関節炎・関節痛とその対応①

著者が直接手術に携わり，術後のケアを行った55例56膝，うち3例3膝除外（青字症例）。

結果：3例以外は術前のスポーツへ復帰。術前スポーツへの復帰不能例はスキー不安感が原因だった（次シーズン復帰）1例，術前スポーツ種目の変更2例。

著者が直接手術に携わり術後のケアを行った症例（2011年1月〜2012年3月）	55例56膝
術後再損傷（5M）	1
再損傷（半月板）	1
経過観察不能	2
初回片側DB ST	43
DB ST（反対側DB ST）	2
初回BTB再建	3
BTB再再建術	2
DB ST再再建術	2
初回両側DB ST	1

DB ST：半腱様筋腱を用いた二重束再建
BTB：膝蓋腱を用いた解剖学的再建

表2 前十字靱帯再建術後早期の膝関節炎・関節痛とその対応②

方法：術後3カ月の活動性（5段階評価）と複数回内服例（関節炎）やヒアルロン酸関節外注射の関連を検討した。

JOG許可の基準：2カ月半以降で，安定した片足ハーフスクワット可能なこと。

右項目との関連の検定（対応のないt-検定）

検討項目
年齢
性別
術前期間
移植腱
再再建術
半月板処置
術前血沈
術後4日血沈
術後3週血沈
術前CRP
術後4日CRP
術後3週CRP
内服複数回
関節内HA
関節外HA

ACL術後3カ月の活動性
- RUN, JOG, 階段, 歩行

術後3カ月の活動	
RUN	5
JOG	31
階段	13
歩行	3
不明・除外	3

表3 前十字靱帯再建術後早期の膝関節炎・関節痛とその対応③

ACL術後の投薬・注射の実際（55例中）

薬剤処方	20例
内服＋湿布	7
内服1回のみ	8
内服2回以上処方	5
塗布剤のみ	2
貼付剤のみ	3

ヒアルロン酸注射	16例
関節内	5
関節外	7
関節内＋外	4

表4 前十字靱帯再建術後早期の膝関節炎・関節痛とその対応④

a：術後3カ月の活動性の違いで分けた2群（RUN/JOG vs. 階段・歩行）に差のある項目を検討した。
b：複数回内服例の背景。関節炎の背景や影響を2群に分けて検討した。

a

検討項目	
年齢	
性別	
術前期間	
移植腱	
再再建術	
半月板処置	＊
術前血沈	
術後4日血沈	
術後3週血沈	＊＊
術前CRP	
術後4日CRP	
術後3週CRP	＊
内服複数回	
関節内HA	
関節外HA	

b

検討項目	
年齢	
性別	
術前期間	
移植腱	
再再建術	
半月板処置	＊＊
術前血沈	
術後4日血沈	
術後3週血沈	
術前CRP	
術後4日CRP	
術後3週CRP	
内服複数回	
関節内HA	＊
関節外HA	

＊＊：P＜0.05，＊：P＜0.15

図12 関節外ヒアルロン酸注射例の背景を2群に分けて検討した（関節外痛）

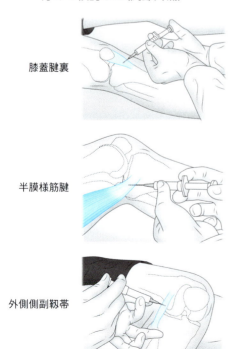

膝蓋腱裏

半膜様筋腱

外側側副靱帯

検討項目	
年齢	
性別	
術前期間	
移植腱	
再再建術	＊
半月板処置	
術前血沈	
術後4日血沈	
術後3週血沈	
術前CRP	
術後4日CRP	
術後3週CRP	
内服複数回	
関節内HA	
関節外HA	

＊：P＜0.15

膝関節手術後早期のリハビリテーション **IV**

表5 術後・障害からの回復ステージを意識する（まとめ）

保護期	急性炎症の鎮静，歩行まで
訓練期前期	ジョギングの開始
訓練期後期	スポーツ特異動作の習熟
復帰期	80％ランニング
練習復帰	ダッシュ～ストップ～ターン

ポイント
- 股・膝（膝蓋骨）
- 足関節のROM拡大
- ハムストリング筋力の強化
- 大腿四頭筋との同時収縮法の訓練
- スポーツ種目別の動作訓練

Column

ジャンプテスト―膝下の筋力強化も必要である

　著者も60歳を過ぎて，最も自覚したのが下腿筋力の筋力低下である。スポーツ選手で機能回復をみる簡単な検査として「ジャンプテスト」を用いている。その検査のなかでは，患者さんに限らず着地がバタつく人が珍しくない。柔らかく音を立てないように着地することを指示するのだが，それがうまくいかないで，硬い着地になる。そのような人ではつま先立ちがうまくできないのである。また，片足つま先立ちを10秒間継続できない患者さんは多い。膝の遠位を使えるようにするためには下腿三頭筋，足内筋を含めた足関節の支えが大切である。10秒間片足つま先立ちを練習することに価値がある。また足関節の可動域の悪さが目立つ患者さんがいる。そのような患者さんでは足関節はうまく使えない。足関節の背屈制限があると下腿がうまく使えずに膝の負担が大きくなる。膝の痛い患者さんでは，その治療のために足関節や股関節の動きをよくすることも大切である。

人工膝関節全置換術（TKA）

　TKA後の術後リハは単純である。ROM訓練と歩行練習に尽きる。多くの患者さんは術後1週までに自動屈曲が90°を楽に超え，伸展制限が5°未満で，大腿四頭筋のセッティングもしっかりできれば，後は歩行訓練のみである。問題になるのは最大屈曲時の創部を中心にした痛みと屈曲制限である。歩行能力が上がってきたら階段訓練訓を行い，一応，T字杖歩行で退院である。術後平均20日程度で退院となる。2週くらいで目標をクリアし，帰ってもよい患者さんも少なくないのであるが，いろいろな不安感があって帰りたがらない患者さんも多いため，平均は20日となっている。

■ 退院目標を達成できない場合

　しかし術前の屈曲角度が100°以下の症例，痛みの訴えが強かった症例，特に年齢が比較的若く，筋肉量が多く痛みに敏感な症例では退院目標をなかなか達成できない患者さんも存在する。これらの難しい患者さんのリハビリのコツについては，まだ著者としての答えは出ていない。いろいろな要素を検討している。まず年齢にかかわらず痛みのために屈曲120°以下になる傾向のある患者さんでは，術前から屈曲訓練の大切さと改善訓練を強調する。屈曲をよくするための自主トレや内服を含めた治療や生活を提案し，どの程度改善するのかしないのかを見極める。X線像でPF関節に骨棘が目立ち，屈曲が減少してくる患者さんでは年齢にかかわらず比較的早期の手術を推奨している（図13a）。

　TKA術後，痛みがとれても屈曲120°を得られない患者さんの満足度は高くないと感じ

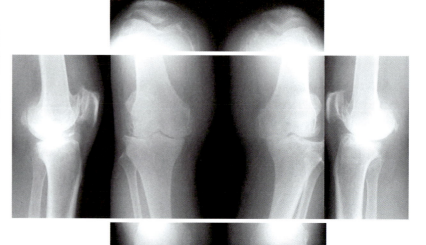

図13 退院目標を達成できなかった症例

50歳，女性。元実業団バドミントン選手。現在もコーチを行っている。保存的治療に終始し，仕事やバドミントンのコーチも継続。
a：初診時両膝X線像。右は内外側とも，左は内側のOA変化が高度である。

る。制限される動作が多いからであろうか。肥満傾向があり筋肉質の患者さんが多い印象がある（図13b）。術後1週以内の積極的な自動屈曲訓練や，椅子などを用いた自己他動的な屈曲訓練のしつこい実施など，他動的にはあまり痛がらせず，腫れさせず，励ましながら目標をクリアする継続的な訓練が退院後にも必要である。著者の経験では術後2年を超えて明らかな屈曲角度の改善をみた例がある。また退院時90°に至らない患者さんも，6カ月を超えて90°をクリアすることがある，キーポイントは継続と自主トレ，痛みや腫れを予防し，コントロールする方法を患者さんに知らせ，理解し，実践してもらうことである。「努力する人は救われる」（図13c）。

図13 退院目標を達成できなかった症例（つづき）
b：58歳時。いよいよ左膝の痛みがつらくなり左TKA施行。再び仕事に復帰。
c：初診から10年保存的治療に終始。左TKA後も，右をかばいながら仕事を継続。2年後の右TKA時には右ROM制限が悪化し，術後にROM再獲得に苦労した。

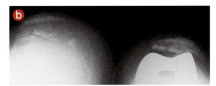
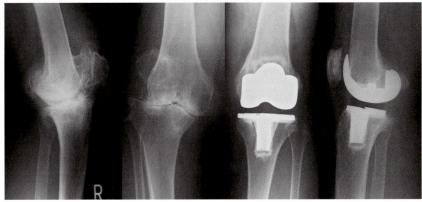
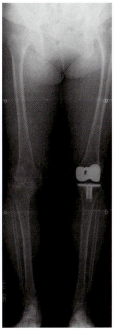
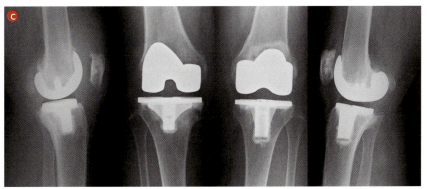

■ 術後疼痛の予防

手術法の工夫も大切かもしれない。軟部バランスは大切だが，あまりタイトに入れ過ぎないほうがよいかもしれない（著者は比較的タイトなインサートを選択しがちだが）。手術終了時の疼痛炎症予防のカクテル注射が最近かなり普及している。術後癒着しやすい体質のTKAが問題となるので，閉創前の膝蓋骨周囲の抗炎症薬（ステロイド）の注射は有効かもしれない。

著者の外来には，TKAやUKA術後に痛みがとれないといって来院する患者さんも珍しくない。共通しているのは，やはり太めの筋肉質の患者さんである。幸い屈曲が90°未満の患者さんは経験していない。多くは痛がりで，外側の膝蓋骨，腸脛靱帯，外側広筋・大腿筋膜移行部に強い圧痛と膝蓋骨のストレッチ痛を認める。痛みの閾値が低い内反膝の患者さんが，手術で外反されたために以前より多くの外側への負荷がかかり，外側の筋筋膜性疼痛が惹起されたための筋筋膜痛である。膝蓋骨周囲痛はTKA後でもとりきれない。術前術後の疼痛管理が大切である。術前から軟部由来の膝痛を改善させておくこと，屈曲角度を得ておくこと，出血が関節周囲に溜まらないようにすることが術後疼痛の予防となる。

Column

患者さんが「この手術は失敗だ」と感じた例

痛点ストレッチで高度な疼痛を改善させ，それでも遺残する荷重歩行時痛からTKAを施行した。予測されたものの術後早期には疼痛が強く，患者さんが「この手術は失敗だ」と感じた例を図14に示す。外来受診当初，リドカイン®テストが無効のため保存治療を選択した。痛点ストレッチが奏効し，高度な疼痛は改善した（図14a）。それでも遺残する荷重歩行時痛のため，本人の希望で両膝TKAを施行した（図14b）。しかし術後早期には疼痛が強く，患者さんはこの手術は失敗だと感じた。術後半年くらい術後疼痛の改善に時間を要した。疼痛改善法の基本は，やはり痛点ストレッチだった。

■ 術前伸展制限が強い患者さんでのTKA

術前に少なくとも角度は改善しなくても反らせる大腿四頭筋セッティングの訓練が大切である。角度的な改善が得られなくても最終伸展筋力は付けておく必要がある。膝の伸展制限が長期間続いた膝OAの患者さんでは歩容をよく観察する必要がある。膝の伸展が悪いと股関節の屈曲と腰椎の前弯減少で歩行時のバランスをとる。むしろそのような歩容が伸展障害をつくった可能性もある。従って伸展制限のある患者さんはそうでない患者さん以上に術前にうつぶせで膝屈曲訓練を行い，大腿四頭筋，特に大腿直筋のストレッチを励行する必要がある。さらに股関節の伸展訓練や，腰を伸展させる歩行練習を，杖を使いながら行わせることが必要である。

手術法においても工夫が必要であるが，屈曲拘縮がある膝でも術中に伸展を確保するこ

| 図14 | リドカイン®テストの結果が変化した症例 |

70歳, 女性。強い疼痛を訴える内側型膝OA。

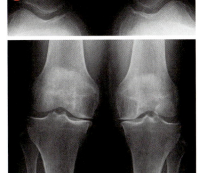
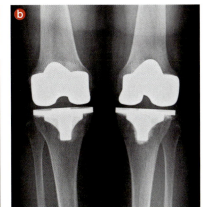
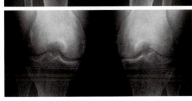

とはあまり困難を感じない。従って, 効果的な後方関節包の解離や軟部組織の剥離を意識的に加える必要があるのかもしれない。また内側の支持性にこだわり過ぎないほうがいいのかもしれない。著者自身で, これを行えば術後に伸展制限を残さないと確信できる手術法の工夫は見出せていない。少なくとも術前に大腿四頭筋セッティングをしっかり身に付け, 訓練しておくことが必要である。

　屈曲角度にしても, 伸展制限の解除にしても, 悪い動きばかりにとらわれて訓練をしてはいけない。伸ばすためには余計に曲げる, 曲げるためにはよく伸ばすことも大切である。硬い患者さんは痛みを他動的に与えることは慎重にすべきである。あまり痛がらせてはいけない。

　積極的に術後に大腿神経のチュービングを行って, 疼痛をコントロールしてROM訓練をする取り組みなどを著者はしてこなかった。しかし, 少なくとも伸展制限のある患者さんの術後伸展改善にはチュービングによる疼痛コントロールは効果が少ないのではないかと思う。それは, 伸展制限の改善は, 術後1週程度の早期ではなく, 月単位の長期間にわたる訓練によって得られると考えるからである。伸展強制装具を装着させて歩行訓練をさせたこともあるが, 効果は限定的だった。症例に合わせて, 術前から検討し, 本人への説明を含めて術前術後に最善を尽くすことが大切である。

半月板手術

　半月板はヒトの生活を支えるための膝の荷重と運動を支える主役ともいえる。関節軟骨の陰に隠れているが, 膝の老化を防止し, 膝の機能を保つためにもっと大切にしてやらねばならない。内側と外側の半月板の膝の痛みにおける問題の背景はかなり異なるが, 手術後の機能温存はどちらも簡単ではない。

縫合術をするにしても，形成術を行うにしても，とにかく手術によって半月板の体積が小さくなってしまうのである。術後リハは，荷重分担能の低下を考慮しながら，膝の負担を徐々に増やしていくことが大切である。新しい半月板を受け入れる膝関節の全体が，新しい環境にうまく適応するように少しずつ負担を増やしていくわけである。

　端的にいえば，できるだけ早期に患者さんの望む活動を実現することが目標であるのだが，現実は術前より半月板の荷重分担機能が高まる手術はほとんどない。従って急激な活動の増加によって軟骨摩耗が増し，関節炎を生じる危険性は低くない。荷重屈曲動作は関節面の荷重には特に負荷が高い。膝の屈曲角度が大きくなるに従って半月板は後方に移動しながら荷重を受け続ける[5]。どんな縫合法であっても縫合後には半月板の動きは制限される。また，ある程度治癒する期間，荷重や屈曲の制限を継続しなければ縫合部の治癒も得られない。修復半月板の治癒自体にも懐疑的な部分がある。荷重を受けながら治癒を完了させることは容易ではない。ましてやスポーツ復帰させることは並大抵のハードルではない，と感じるのである。

　しかし現実的には次に述べるような約束事と順序で行うことにより，それを守れば，スポーツ復帰は大多数の選手で可能である。

◾ 荷重制限

　荷重は，縫合部の強度を参考にして術後早期から許可する。最も荷重を制限する場合には術後2カ月間つま先荷重とする。通常術後2カ月間は松葉杖を用いた全荷重歩行とする。術後2カ月は90°を超えるハーフスクワットを許可しないが，片足スクワットが可能なくらい筋力の回復が順調であれば，ハーフスクワットを術後1カ月半以降許可する。術後2カ月で炎症症状や痛みがコントロールできており，片足スクワットが可能ならジョギングを許可する。ジョギングが可能になれば徐々にスピードを上げていく。あくまでも直線的な走行速度を上げていくにとどめ，全力の80％の走力が可能になるまでは急激な動きの変化や速度の変化は付けないようにする。

◾ スポーツ復帰の時期

　術後の関節炎や痛みのコントロールの良否によるといえる。長年違和感を感じてきた膝の術後は，手術により荷重環境が大きく変化している。また関節面への負荷も大きく変化したと推測できる。関節炎症状を起こしやすい環境である。遺残した半月板機能が小さい例では，やはり術後に関節面への負荷の増大を基盤とする関節炎症状や，種々の痛みが出やすい。手術によって荷重機能の低下がもたらされている例が多いので，予防的なヒアルロン酸関節内注射を定期的に行うことも少なくない。活動量が多くなってきた場合，また復帰後にも，例えば1日おきに長時間作用のCOX-2阻害薬を内服させたりする。スポーツ復帰が可能になる時期は術後の半月板機能の大きさと，その膝の関節炎の起こしやすさ，つまり関節軟骨の丈夫さによると感じる。スポーツ復帰実現の幅は選手によってさまざまであり，術後4カ月〜1年を要する。

内側膝蓋大腿靱帯(MPFL)再建術

　膝蓋骨脱臼に対してわが国で標準的に行われているMPFL再建術は，関節外の腱移植術である。膝痛の頻度で最も高い伸展機構の中心である膝蓋骨の周囲を展開するため，根本的に痛い手術である。しかしながら，膝蓋骨脱臼を起こしやすい例では全身関節弛緩性をもつ患者さんも多いので，リハビリの進行に手間取らないという側面もある。一方スポーツ選手の女性のMPFL再建術では術後リハに手間取ることもある。

　術後リハは，①荷重，②筋力訓練，③ROM訓練に分けて考える。

■ 荷重

　全荷重歩行は，必ずニーブレイス(アルケア)で伸展位を保持して松葉杖を用いて行うが，荷重歩行自体は翌日から許可する。翌日から，やはりニーブレイスを装着して下肢挙上訓練(SLR)を励行する。しかし，このMPFL再建術後にSLRができるようになるにはときに非常に時間がかかる。通常SLRができるようになるまでに術後約1～2カ月を要する印象がある。術式として外側支帯解離術を併用するとSLRが可能になるまで特に時間がかかる。SLRができなければ歩行時のニーブレイスをはずすことは危険である(図15)。

図15　MPFL再建術と外側支帯解離術併用症例

16歳，男性。柔道部100kg級。膝蓋骨不安定症。受診2カ月前に乱取り中に右膝受傷。不安定性が改善せず，受傷8カ月後にMPFL再建＋外側支帯解離術を施行。術後6カ月で試合復帰した。復帰後2カ月で左膝受傷。4カ月後に左MPFL再建術，左に対しては膝蓋骨骨膜から広範囲に外側支帯解離を施行。左のほうが術後の筋力低下が軽度だった。術後5カ月で試合復帰。右術後2年8カ月，左術後1年8カ月でKujala 98/98, Lysholm 95/91, 満足度90/85点。
a：右膝受傷時MRI。MPFLの弛緩と膝蓋骨の外側偏位がみられる。また前額断像でMCLの近位の軟部損傷がみられる。
b：右術後22カ月，左術後10カ月，重量級選手では外反膝が多く，膝蓋骨の脱臼の頻度は高い。両膝とも側面像30°軸射像で膝蓋骨の整復性は良好である。MCL近位に骨化像を認める。

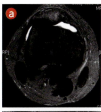
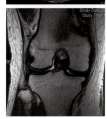
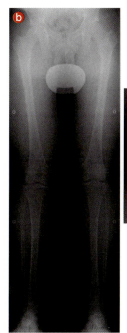
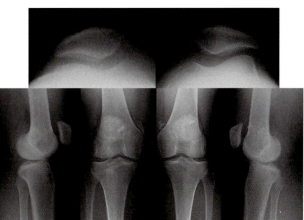

筋力訓練

術翌日から，SLRだけでなく大腿四頭筋セッティングを励行する。MPFL再建後はセッティングがうまくいかないことが多いので，自分の拳を膝窩部にあててうまく力が入っているのか，自分自身で確認しながら力が入るようにすることが大切である。セッティングは痛くても力いっぱい行うことが原則である。MPFL再建術後はなかなかSLRができないので，歩行自体も筋力トレーニングとしてとらえている。

ROM訓練

ROM訓練もMPFL再建術後にはなかなか進まないこともある。膝蓋骨周囲の手術侵襲により，膝蓋骨周囲の突っ張りは術後に確実に増えるし，移植腱自体の突っ張りもある。術直後から自動屈伸は行うが，同時に内側以外の膝蓋骨の可動性を改善させることが大切である。膝蓋骨を上から下に，下から上に痛くても移動させる。外側から内側へは，外側支帯解離を行ってはいない例では積極的に行う。外側支帯解離を加えた例ではゆっくり控えめに行う。また膝蓋骨の動きを止めた状態での膝蓋骨周囲の指圧的なストレッチも同時に行う。膝蓋腱上のほぐしも必要である。痛くても自身で行ってもらう。屈曲角度が朝起きた時点で90°を超えることが退院には必要であるが，なかなか屈曲が改善しない例では椅子に座って足を床に付け，身体を前にずらしながら自己強制屈曲運動を促すこともある。MPFL再建術によってアライメントが矯正され，PF関節面の環境は術前と変わっているが，接触面積は基本的に術前より拡大しているためか，また膝蓋骨脱臼の患者さんでは軟骨の脆弱性が小さいためか，術後にPF関節炎を起こして苦労した経験はしていない。

2カ月で松葉杖がはずせれば，同時に両足でのハーフスクワットを開始する。スクワット時の痛みをケアすることで，力も付くし，ROMのさらなる改善も進む。しかし膝前面の痛みが起きやすく，ケアには時間がかかる例もある。さらに片足でのハーフスクワットが可能になるには時間がかかる。これらの時間の経過は個々の患者さんの全身関節弛緩性と痛みの閾値に大きく左右される。痛い患者さんでは術後に苦労するが，痛みの閾値が高い患者さんで，いきなり術後リハの段階を飛ばして運動に参加するようなことがないように，術前からよくお話をして順序と期間をよく守るようにすることも，一方この手術には大切である。片足ハーフスクワットが可能になればジョギングを開始でき，ジョギングを開始できれば徐々に直線的なスピードを増していく。

術後のジョギング開始から練習への完全復帰

　片足ハーフスクワットが安定して可能になれば，ジョギングが可能になる。ジョギングが可能になれば徐々にそのスピードを増していく。しかしここで問題になるのは関節の炎症と痛みの発現である。炎症を起こさないように距離を上げていくのだが，手術に至るまでの関節へのダメージが大きいと炎症を起こしやすい。著者のルーチンとしての関節炎への対処はヒアルロン酸の関節内注射の2週に1度を目安とした継続と関節への負荷に応じたCOX-2阻害薬の予防的内服を繰り返すことである。また下肢外側の術後の拘縮が関節への過負荷や外側の痛みを起こしやすくする。このような状態に対しては股関節や下肢外側のストレッチが奏効することもある（図16）。

図16　下肢外側の硬さと痛みに効果的なストレッチ
a：外旋＞内旋：股関節周囲筋拘縮（屈曲に大腿骨外旋）
　　外旋＜内旋：寛骨臼形成不全の可能性（屈曲に伴い大腿骨内旋）
b：大転子後方の拘縮を解消し，股関節内旋可動域を改善する。
c：下腿内旋膝屈伸ヒールスライド。半膜様筋を収縮させて内旋しつつ，踵を滑らせて膝を屈伸する。大腿筋膜張筋の過緊張を改善する。

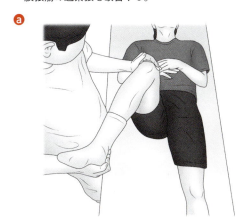
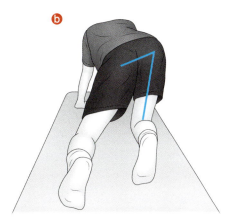
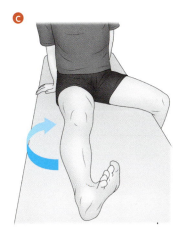
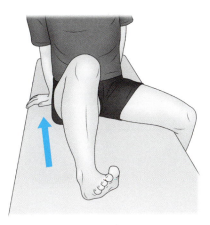

はじめは20～30分のウォーキングからはじめ，ジョギングを加えていく。ジョギングが20～30分継続できるようになったらスピードを増していく。外来受診のたびに「自覚的に全力疾走の何％か」を尋ねる。自覚的に全力疾走の80％を超えたら，軽いダッシュを開始，ねじりを加えるアジリティ運動を加えていく。球技ではボールを使った自己訓練を本格的に進めていく。自覚的に80％全力走ができないうちは，ねじりを加えた動きはゆっくり行う必要がある。ダッシュを開始するにしても，はじめはゆっくりと行う。患者さんは痛みを自覚しなければ，すぐに負荷の多い急な動きをしがちである。動きを増すことによって痛みや炎症が増せば，確実に1カ月はスポーツ復帰が遅くなる。

　この段階になると，訓練の主体はアスレチックトレーナーが担うことになる。

　自分のプレーが十分にできたら，自主的なコンタクトプレーを開始する。自分からのコンタクトが可能になれば，相手と申し合わせをしてコンタクトプレーの質を高めていく。毎日のケアと順序立てた術後リハの進め方がすべての基本である（図17）。

図17 片脚スクワットからジョギング，ランニングそしてダッシュへ

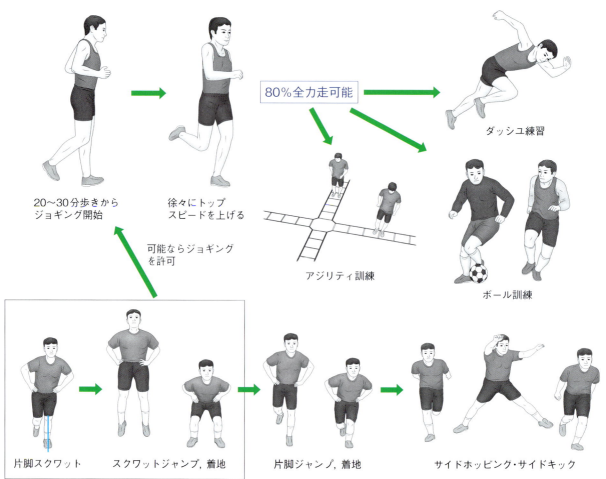

参考文献一覧

Ⅰ いろいろな膝痛 (p. 2～38)

1) Koh TJ, DiPietro LA. Inflammation and wound healing : the role of the macrophage. Expert Rev Mol Med 2011 ; 13 : e23.

2) Takeuchi O, Akira S. Pattern recognition receptors and inflammation. Cell 2010 ; 140 : 805-20.

3) Yoshimura N. Epidemiology of osteoarthritis in Japan : the ROAD study. Clin Calcium 2011 ; 21 : 821-5.

4) Saito T, Koshino T. Distribution of neuropeptides in synovium of the knee with osteoarthritis. Clin Orthop Relat Res 2000 ; 376 : 172-82.

5) 宗田　大. 変形性膝関節症. ガイドライン外来診療2018. 泉　孝英編. 東京 : 日経メディカル開発 ; 2018. p.250-7.

6) Sellam J, Berenbaum F. The role of synovitis in pathophysiology and clinical symptoms of osteoarthritis. Nat Rev Rheumatol 2010 ; 6 : 625-35.

7) Eker HE, Cok OY, Aribogan A, et al. The efficacy of intra-articular lidocaine administration in chronic knee pain due to osteoarthritis : A randomized, double-blind, controlled study. Anaesth Crit Care Pain Med 2017 ; 36 : 109-14.

8) Geraghty RM, Spear M. Evidence for plical support of the patella. J Anatomy 2017 ; 231 : 698-707.

9) Lavagnino M, Arnoczky SP, Elvin N, et al. Patellar tendon strain is increased at the site of the jumper's knee lesion during knee flexion and tendon loading : results and cadaveric testing of a computational model. Am J Sports Med 2008 ; 36 : 2110-8.

10) Mani-Babu S, Morriosey D, Waugh C, et al. The effectiveness of extracorporeal shock wave therapy in lower limb tendinopathy : a systematic review. Am J Sports Med 2015 ; 43 : 752-61.

11) CADTH Rapid Response Reports. Shockwave Therapy for Pain Associated with Lower Extremity Orthopedic Disorders : A Review of the Clinical and Cost-Effectiveness[Internet]. Ottawa(ON) : Canadian Agency for Drugs and Technologies in Health 2016 ; Free Books & Documents.

12) Draghi F, Ferrozzi G, Urciuoli L, et al. Hoffa's fat pad abnormalities, knee pain and magnetic resonance imaging in daily practice. Insights Imaging 2016 ; 7 : 373-83.

13) Mace J, Bhatti W, Anand S. Infrapatellar fat pad syndrome : a review of anatomy, function, treatment and dynamics. Acta Orthop Belg 2016 ; 82 : 94-101.

14) Hannon J, Bardenett S, Singleton S, et al. Evaluation, Treatment, and Rehabilitation Implications of the Infrapatellar Fat Pad. Sports Health 2016 ; 8 : 167-71.

15) Grando H, Chang EY, Chen KC, et al. MR imaging of extrasynovial inflammation and impingement about the knee. Magn Reson Imaging Clin N Am 2014 ; 22 : 725-41.

16) Clockaerts S, Bastiaansen-Jenniskens YM, Runhaar J, et al. The infrapatellar fat pad should be considered as an active osteoarthritic joint tissue: a narrative review. Osteoarthritis Cartilage 2010 ; 18 : 876-82.

17) Roemer FW, Jarraya M, Felson DT, et al. Magnetic resonance imaging of Hoffa's fat pad and relevance for osteoarthritis research: a narrative review. Osteoarthritis Cartilage 2016 ; 24 : 383-97.

18) Dye SF, Vaupel GL, Dye CC. Conscious neurosensory mapping of the internal structures of the human knee without intraarticular anesthesia. Am J Sports Med 1998 ; 26 : 773-7.

19) Harasymowicz NS, Clement ND, Azfer A, et al. Regional Differences Between Perisynovial and Infrapatellar Adipose Tissue Depots and Their Response to Class Ⅱ and Class Ⅲ Obesity in Patients with Osteoarthritis. Arthritis Rheumatol 2017 ; 69 : 1396-1406.

20) Belluzzi E, El Hadi H, Granzotto M, et al. Systemic and Local Adipose Tissue in Knee Osteoarthritis. J Cell Physiol 2017 ; 232 : 1971-8.

21) LaPrade RF, Engebretsen AH, Ly TV, et al. The anatomy of the medial part of the knee. J Bone Joint Surg Am 2007 ; 89 : 2000-10.

22) Smith BE, Thacker D, Crewesmith A, et al. Special tests for assessing meniscal tears within the knee : a systematic review and meta-analysis. Evid Based Med 2015 ; 20 : 88-97.

23) Nomura Y, Kuramochi R, Fukubayashi T. Evaluation of hamstring muscle strength and morphology after anterior cruciate ligament reconstruction. Scand J Med Sci Sports 2015 ; 25 : 301-7.

24) LaPrade RF, Ly TV, Wentorf FA, et al. The posterolateral attachments of the knee. a qualitative and quantitative morphologic analysis of the fibular collateral ligament, popliteus tendon, popliteofibular ligament, and lateral gastrocnemius tendon. Am J Sports Med 2003 ; 31 : 854-60.

25) Dor A, Kalichman L. A myofascial component of pain in knee osteoarthritis. Bodyw Mov Ther 2017 ; 21 : 642-7.
26) Koga H, Nakamae A, Shima Y, et al. Mechanisms for noncontact anterior cruciate ligament injuries : knee joint kinematics in 10 injury situations from female team handball and basketball. Am J Sports Med 2010 ; 38 : 2218-25.
27) Gardinier ES, Manal K, Buchanan TS, et al. Gait and neuromuscular asymmetries after acute anterior cruciate ligament rupture. Med Sci Sports Exerc 2012 ; 44 : 1490-6.
28) Bozkurt M, Yilmaz E, Akseki D, et al. The evaluation of the proximal tibiofibular joint for patients with lateral knee pain. Knee 2004 ; 11 : 307-12.

Ⅱ 外来診療の流れ (p.40〜62)

1) Chiba D, Tsuda E, Wada K, et al. Lumbar spondylosis, lumbar spinal stenosis, knee pain, back muscle strength are associated with the locomotive syndrome: Rural population study in Japan. J Orthop Sci 2016 ; 21 : 366-72.
2) Akamatsu Y, Mitsugi N, Taki N, et al. Relationship between low bone mineral density and varus deformity in postmenopausal women with knee osteoarthritis. J Rheumatol 2009 ; 36 : 592-7.
3) Link TM. Correlations between joint morphology and pain and between magnetic resonance imaging, histology, and micro-computed tomography. J Bone Joint Surg Am 2009 ; 91 Suppl 1 : 30-2.

Ⅲ 痛みの原因を画像にみる (p.64〜88)

1) Wick MC, Kastlunger M, Weiss RJ. Clinical imaging assessments of knee osteoarthritis in the elderly : a mini-review. Gerontology 2014 ; 60 : 386-94.
2) Hunter DJ, Guermazi A, Roemer F, et al. Structural correlates of pain in joints with osteoarthritis. Osteoarthritis Cartilage 2013 ; 21 : 1170-8.
3) Shapiro LM, McWalter EJ, Son MS, et al. Mechanisms of osteoarthritis in the knee : MR imaging appearance. J Magn Reson Imaging 2014 ; 39 : 1346-56.
4) Kon E, Ronga M, Filardo G, et al. Bone marrow lesions and subchondral bone pathology of the knee. Knee Surg Sports Traumatol Arthrosc 2016 ; 24 : 1797-814.
5) Hunter DJ, Lo GH, Gale D, et al. The reliability of a new scoring system for knee osteoarthritis MRI and the validity of bone marrow lesion assessment : BLOKS (Boston–Leeds Osteoarthritis Knee Score). Ann Rheum Dis 2008 ; 67 : 206-11.
6) Yusuf E, Kortekaas MC, Watt I, et al. Do knee abnormalities visualised on MRI explain knee pain in knee osteoarthritis ? A systematic review. Ann Rheum Dis 2011 ; 70 : 60-7.
7) Xu L, Hayashi D, Roemer FW, et al. Magnetic resonance imaging of subchondral bone marrow lesions in association with osteoarthritis. Semin Arthritis Rheum 2012 ; 42 : 105-18.
8) Barr AJ, Campbell TM, Hopkinson D, et al. A systematic review of the relationship between subchondral bone features, pain and structural pathology in peripheral joint osteoarthritis. Arthritis Res Ther 2015 ; 17 : 228-63.
9) Beckwée D, Vaes P, Shahabpour M, et al. The Influence of Joint Loading on Bone Marrow Lesions in the Knee : A Systematic Review With Meta-analysis. Am J Sports Med 2015 ; 43 : 3093-107.
10) Hunter DJ, Zhang W, Conaghan PG, et al. Systematic review of the concurrent and predictive validity of MRI biomarkers in OA. Osteoarthritis Cartilage 2011 ; 19 : 557-88.
11) Cotofana S, Wyman BT, Benichou O, et al. Relationship between knee pain and the presence, location, size and phenotype of femorotibial denuded areas of subchondral bone as visualized by MRI. Osteoarthritis Cartilage 2013 ; 21 : 1214-22.
12) Matcuk GR Jr, Mahanty SR, Skalski MR, et al. Stress fractures: pathophysiology, clinical presentation, imaging features, and treatment options. Emerg Radiol 2016 ; 23 : 365-75.
13) Schwartz A, Watson JN, Hutchinson MR. Patellar Tendinopathy. Sports Health 2015 ; 7 : 415-20. doi : 10. 1177/1941738114568775.

14) Van der Worp H, de Poel HJ, Diercks RL, et al. Jumper's knee or lander's knee？ A systematic review of the relation between jump biomechanics and patellar tendinopathy. Int J Sports Med 2014；35：714-22.

15) Benjamin M, McGonagle D. The enthesis organ concept and its relevance to the spondyloarthropathies. Adv Exp Med Biol 2009；649：57-70.

16) Benjamin M, McGonagle D. Histopathologic changes at "synovio-entheseal complexes" suggesting a novel mechanism for synovitis in osteoarthritis and spondylarthritis. Arthritis Rheum 2007；56：3601-9.

17) Benjamin M, Moriggl B, Brenner E, et al. The "enthesis organ" concept：why enthesopathies may not present as focal insertional disorders. Arthritis Rheum 2004；50：3306-13.

18) Roels J, Martens M, Mulier JC, et al. Patellar tendinitis（jumper's knee）. Am J Sports Med 1978；6：362-8.

19) Ogino S, Sasho T, Nakagawa K, et al. Detection of pain-related molecules in the subchondral bone of osteoarthritic knees. Clin Rheumatol 2009；28：1395-402.

20) Ramnath RR, Kattapuram SV. MR appearance of SONK-like subchondral abnormalities in the adult knee： SONK redefined. Skeletal Radiol 2004；33：575-81.

21) Hussain ZB, Chahla J, Mandelbaum BR, et al. The Role of Meniscal Tears in Spontaneous Osteonecrosis of the Knee: A Systematic Review of Suspected Etiology and a Call to Revisit Nomenclature. Am J Sports Med 2017；doi：10. 1177/0363546517743734. ［Epub ahead of print］.

22) Yamamoto T, Bullough PG. Spontaneous osteonecrosis of the knee: the result of subchondral insufficiency fracture. J Bone Joint Surg Am 2000；82：858-66.

23) Ahlbäck S, Bauer GC, Bohne WH. Spontaneous osteonecrosis of the knee. Arthritis Rheum 1968；11：705-33.

24) Madry H, Kon E, Condello V, et al. Early osteoarthritis of the knee. Knee Surg Sports Traumatol Arthrosc 2016；24：1753-62.

25) Arno S, Walker PS, Bell CP, et al. Relation between cartilage volume and meniscal contact in medial osteoarthritis of the knee. Knee 2012；19：896-901.

26) Jawahar A, Lu Y, Okur G, et al. Gastrocnemius tendinosis-A frequent finding on MRI knee examination. Eur J Radiol 2015；84：2579-85.

27) Muneta T, Yamamoto H, Ishibashi T, et al. Computerized tomographic analysis of tibial tubercle position in the painful female patellofemoral joint. Am J Sports Med 1994；22：67-71.

28) Stefanik JJ, Gross KD, Guermazi A, et al. The relation of MRI-detected structural damage in the medial and lateral patellofemoral joint to knee pain：the Multicenter and Framingham Osteoarthritis Studies. Osteoarthritis Cartilage 2015；23：565-70.

29) Drew BT, Redmond AC, Smith TO, et al. Which patellofemoral joint imaging features are associated with patellofemoral pain？ Systematic review and meta-analysis. Osteoarthritis Cartilage 2016；24：224-36.

30) Wick MC, Kastlunger M, Weiss RJ. Clinical imaging assessments of knee osteoarthritis in the elderly：a mini-review. Gerontology 2014；60：386-94.

31) Bedson J, Croft PR. The discordance between clinical and radiographic knee osteoarthritis: a systematic search and summary of the literature. BMC Musculoskelet Disord 2008；9：116.

32) Bastick A, Belo J, Runhaar J, et al. What Are the Prognostic Factors for Radiographic Progression of Knee Osteoarthritis？ A Meta-analysis. Clin Orthop Relat Res 2015；473：2969-89.

33) Kellgren JH, Lawrence JS. Radiological assessment of osteo-arthrosis. Ann Rheum Dis 1957；16：494-502.

34) Balcarek P, Jung K, Ammon J, et al. Anatomy of lateral patellar instability：trochlear dysplasia and tibial tubercle-trochlear groove distance is more pronounced in women who dislocate the patella. Am J Sports Med 2010；38：2320-7.

35) Parsons MA, Moghbel M, Saboury B, et al. Increased 18F-FDG uptake suggests synovial inflammatory reaction with osteoarthritis: preliminary in-vivo results in humans. Nucl Med Commun 2015；36：1215-9.

36) Kogan F, Fan AP, McWalter EJ, et al. PET/MRI of metabolic activity in osteoarthritis: A feasibility study. J Magn Reson Imaging 2017；45：1736-45.

37) Alves TI, Girish G, Kalume Brigido M, et al. US of the Knee: Scanning Techniques, Pitfalls, and Pathologic Conditions. Radiographics 2016；36：1759-75.

38) 佐粧孝久, 赤津頓一, 酒井洋紀. 超音波検査. 関節外科 2015；34：226-33.

39) Korbe S, Udoji EN, Ness TJ, et al. Ultrasound-guided interventional procedures for chronic pain management. Pain Manag 2015；5：465-82.

Ⅳ 姿勢・歩行の改善 (p.90〜105)

1) Wang WJ, Liu F, Zhu YW, et al. Sagittal alignment of the spine-pelvis lower extremity axis in patients with severe knee osteoarthritis：A radiographic study. Bone Joint Res 2016；5：198-205.
2) Loughlin J. Knee osteoarthritis, lumbar-disc degeneration and developmental dysplasia of the hip--an emerging genetic overlap. Arthritis Res Ther 2011；13：108.
3) 原田　敦監, 長寿科学研究開発事業「加齢による運動器への影響に関する研究─サルコペニアに関する包括的検討─」研究班執筆. サルコペニア診療マニュアル. 東京：メジカルビュー社；2016.
4) 国分正一. K点ブロック. ［http://www.nishitaga-hosp.jp/center/sekitui.html］.

Ⅳ 痛点ストレッチの実際 (p.106〜133)

1) Onuma H, Tsuji K, Hoshino T, et al. Leg pain behavior correlates fibrosis and angiogenesis of the infrapatellar fat pad induced by monoiodoacetic acid. Osteoarthritis Cartilage 2018；26 Suppl 1：S359-60.

Ⅳ 一般的な保存治療（薬物治療，ヒアルロン酸注射など） (p.134〜159)

1) Zhang W, Moskowitz RW, Nuki G, et al. OARSI recommendations for the management of hip and knee osteoarthritis, part Ⅱ：OARSI evidence-based, expert consensus guidelines. Osteoarthritis Cartilage 2008；16：137-62.
2) McAlindon TE, Bannuru RR, Sullivan MC, et al. OARSI guidelines for the non-surgical management of knee osteoarthritis. Osteoarthritis Cartilage 2014；22：363-88.
3) NICE National Institute for Health and Care Excellence. NICE Guidance：Conditions and diseases. ［https://www.nice.org.uk］.
4) AAOS Treatment of osteoarthritis of the knee. Evidence-based guideline 2nd Edition. AAOS Board of Directors. 2013.5.18. ［https://www.aaos.org/research/guidelines/treatmentofosteoarthritisofthekneeguideline.pdf］.
5) 川口　浩. 変形性関節症治療の国内外のガイドライン. 日関節病会誌 2016；35：1-9.
6) Mace J, Bhatti W, Anand S. Infrapatellar fat pad syndrome：a review of anatomy, function, treatment and dynamics. Acta Orthop Belg 2016；82：94-101.
7) Hannon J, Bardenett S, Singleton S, et al. Evaluation, Treatment, and Rehabilitation Implications of the Infrapatellar Fat Pad. Sports Health. 2016；8：167-71.
8) Gallagher B, Tjoumakaris FP, Harwood MI, et al. Chondroprotection and the prevention of osteoarthritis progression of the knee：a systematic review of treatment agents. Am J Sports Med 2015；43：734-44.
9) Percope de Andrade MA, Campos TV, Abreu-E-Silva GM. Supplementary methods in the nonsurgical treatment of osteoarthritis. Arthroscopy. 2015；31：785-92.
10) Hróbjartsson A, Gøtzsche PC. Is the placebo powerless？ An analysis of clinical trials comparing placebo with no treatment. N Engl J Med 2001；344：1594-602.
11) Brignardello-Petersen R, Guyatt GH, Buchbinder R, et al. Knee arthroscopy versus conservative management in patients with degenerative knee disease：a systematic review. BMJ Open 2017；7：e016114.
12) Thorlund JB, Juhl CB, Roos EM, et al. Arthroscopic surgery for degenerative knee: systematic review and meta-analysis of benefits and harms. BMJ 2015；350：h2747.
13) Beaufils P, Becker R, Kopf S, et al. Surgical management of degenerative meniscus lesions: the 2016 ESSKA meniscus consensus. Knee Surg Sports Traumatol Arthrosc 2017；25：335-46.
14) Sekiya I, Morito T, Hara K, et al. Ketoprofen absorption by muscle and tendon after topical or oral administration in patients undergoing anterior cruciate ligament reconstruction. AAPS Pharm Sci Tech 2010；11：154-8.

15) Derry S, Wiffen PJ, Kalso EA, et al. Topical analgesics for acute and chronic pain in adults - an overview of Cochrane Reviews. Cochrane Database Syst Rev 2017；5：CD008609.

16) Altman R, Hackel J, Niazi F, et al. Efficacy and safety of repeated courses of hyaluronic acid injections for knee osteoarthritis：A systematic review. Semin Arthritis Rheum 2018；S0049-0172(17)30650-9.［Epub ahead of print］.

17) Quicke JG, Foster NE, Holden MJ. Is long-term physical activity safe for older adults with knee pain？：a systematic review. Osteoarthritis Cartilage 2015；23：1445-56.

Ⅳ 膝関節手術後早期のリハビリテーション (p.160〜180)

1) Shelbourne KD, Klootwyk TE, Wilckens JH, et al. Ligament stability two to six years after anterior cruciate ligament reconstruction with autogenous patellar tendon graft and participation in accelerated rehabilitation program. Am J Sports Med 1995；23：575-9.

2) Koga H, Muneta T, Yagishita K, et al. Effect of Notchplasty in Anatomic Double-Bundle Anterior Cruciate Ligament Reconstruction. Am J Sports Med 2014；42：1813-21.

3) Nomura Y, Kuramochi R, Fukubayashi T. Evaluation of hamstring muscle strength and morphology after anterior cruciate ligament reconstruction. Scand J Med Sci Sports 2015；25：301-7.

4) Koga H, Nakamae A, Shima Y, et al. Mechanisms for noncontact anterior cruciate ligament injuries：knee joint kinematics in 10 injury situations from female team handball and basketball. Am J Sports Med 2010；38：2218-25.

5) MacLeod TD, Subburaj K, Wu S, et al. Magnetic resonance analysis of loaded meniscus deformation: a novel technique comparing participants with and without radiographic knee osteoarthritis. Skeletal Radiol 2015；44：125-35.

索　引

和文

あ

アキレス腱	34,124,132
胡座位	26,100,130
アゴニスト	137
アジリティ運動	180
アスレチックトレーナー	180
アスレチックリハビリテーション	168
アセトアミノフェン	137
アーチ	92
圧痛	11
圧痛点ブロック注射	124
圧迫骨折	43,95,97
アミノ酸	141
アルツ®	147
安静時痛	17
アンローダー装具	152

い

移植腱	23
痛みの閾値	42,45
遺伝的な素因	7
インサート	174
インピンジ	120,122
——現象	35

う

ウォーキング	49
動き始めの痛み	19
内返し	31
うつ伏せ	97,130,164
運動習慣	49
運動療法	49

え

エアロバイク	157
エコー	87,124,146
エトドラク®	136
炎症	2
円板状半月板	54,75,129

お

お薬手帳	48
オズグッド-シュラッター病	15
オピオイド鎮痛薬	138
温熱治療	150

か

カーフパンピング	25,34,35,60,104
外傷	50
回旋アライメント	15
外旋歩行	102
外側関節裂隙痛	27
外側楔状足底板	150
外側広筋	29,100

——筋膜	12,30
外側支帯解離術	177
外側スラスト	59
——歩行	121
外側側副靭帯	26,130
階段下り動作	130
階段昇降	51
外用剤	142
下肢アライメント	26,35,52
下肢機能評価	51
下肢挙上訓練	97,160,177
下肢長尺X線像	58
荷重軸	80
荷重制限	176
荷重分担能	73,176
家族構成	50
鵞足部	25
下腿三頭筋	104
肩関節	94
滑膜性の痛み	5
滑膜組織	122
滑膜ひだ	60
観血的治療	48
寛骨臼	80,100
肝障害	137
関節液	5
関節炎	5,50
関節可動域	45
関節水腫	87
関節包	127
——付着部痛	27
関節リウマチ	7,88
関節裂隙	82
——狭小化	7
感染症	7
寒冷	136

き

気圧の変化	136
キシロカイン	10
基礎代謝	157
偽痛風	7
脚長差	41
急性炎症	2,5
急性関節炎	5
急性水腫	6
胸郭	94
強制伸展時	124
共通停止腱	35
強マッサージ	22,25,30,34,35,104,124,126,132,163
棘筋	96
局所麻酔薬	10,22,26,34,35,36,38,124
筋緊張	130
筋筋膜性疼痛	11,136
筋筋膜痛	29,32
筋痙攣	12,30,130

INDEX

筋電図	96
筋肉痛	104
筋膜リリース	144
──治療	88
筋力強化	49
筋力低下	91

く

屈曲	121
──荷重正面像	58
──強制	57
──訓練	164
──拘縮	102
クリーニング	24
グリコサミノグリカン	140
クーリング	5
グルコサミン	140
車椅子	41

け

脛骨前内側痛	22
脛骨粗面	15
──移行術	86
血液検査	7
血管増生	124
結晶性関節炎	7
楔状変形	97
ケナコルト	6
肩甲骨	94
腱付着部障害痛	9
肩峰	92

こ

コア蛋白質	140
高位脛骨骨切り術	80
抗うつ薬	139
抗炎症薬	5,174
抗荷重筋	32
膠原病	7
抗重力筋	18,90,96
硬性装具	152
光線過敏	142
股関節寛骨臼形成不全	100
股関節屈曲	130
股関節痛	54
股関節の可動域	165
呼吸抑制	138
国際関節症学会	134
骨壊死	45,69
骨棘	12,127
──形成	82
骨挫傷	64
骨質	47
骨髄病変	64
骨粗鬆症	43,45,69,95
骨浮腫	64
骨膜	15
──痛	16,19,129
コラーゲン	141
ゴルフ	158

コンドロイチン硫酸	140
コンパート症候群	32

さ

細菌検査	7
サイクロプス	163
再生医療	66
最大圧痛	124
最長筋	96
サイビスクディスポ®	147
細胞移植	66
細胞外マトリクス	141
サインバルタ®	139
サプリメント	140
サポータ	150
作用期間	6
サルコペニア	91

し

指圧	11,12,15,19,21,22,25,127
ジクロフェナク	30,136
耳孔	92
自主訓練	124,162
姿勢	92
支柱付き軟性装具	152
膝蓋下脂肪体	12,17,35,69,122,137
──炎	17
膝蓋腱	124
──炎(症)	12,69
──付着部	122
膝蓋骨	57
──骨膜	11
──軸射像	80
──周囲の痛み	10
──ストレッチ	15
膝蓋支帯	12
膝蓋大腿関節	33
──症	54
──痛	76
膝窩筋	36
湿布	5,25,35,142
自発痛	137
脂肪体性関節症	17
芍薬甘草湯	12,30
ジャンパー膝	69
ジャンプ	12,18
重心	93
──線	157
種子骨	33
手術適応	25
手術満足度	130
主訴	48
腫脹	7,17
術後疼痛	174
術後リハ	160
消炎鎮痛薬	2,142
消化管の潰瘍	137
ジョギング	163,168,176,178,179
侵害受容性疼痛	138
腎機能障害	137

神経障害性疼痛··· 18,138
心血管系の副作用····································· 136
人工膝関節全置換術······························ 80,172
身体重心··· 90
伸展··· 121
　——強制··· 57

す

水腫·· 5,144
水中ウォーキング···································· 154
睡眠障害··· 12
スクワット運動··· 154
ステロイド··· 6,174
ストレッチ痛··· 10
スベニール®··· 147
スポーツ痛点ストレッチ······························ 15
スポーツ復帰の時期·································· 176
スミル®スチック······································ 142
スラスト····································· 41,72,82,97

せ

正座動作·· 164
脆弱性骨折··· 72
静的アライメント······································· 33
脊柱圧迫変形··· 45
脊柱起立筋··· 96
脊柱変形·································· 41,43,45,96
セッティング··········· 34,60,97,126160,178
セレコキシブ·· 136
セレコックス®······································· 136
セロトニン·· 138
前脛骨筋·· 32,104
潜在的伸展時痛·· 122
前十字靱帯再建·· 160
先取治療··· 27
前弯··· 92

そ

装具治療·· 150
足関節··· 104
足底腱膜炎··· 16
足底挿板·· 152
側弯··· 41
外返し··· 31

た

退院の目安·· 160
退院目標·· 172
体外衝撃波治療··································· 16,126
体型·· 42,45
体重··· 22
　——増加·· 137
　——負荷·· 154
大腿筋腱移行部の付着部痛····························· 11
大腿筋膜·· 100
大腿筋膜張筋······································ 12,29
　——症候群··· 100
大腿骨滑車·· 100
大腿骨骨頭中心··· 58
大腿骨転子部··· 101

大腿四頭筋·································· 11,18,30,60
　——セッティング·································· 120
大腿神経·· 175
大腿直筋·· 130
大腿二頭筋··· 38
　——短頭·· 38,124
　——長頭·· 38,124
立ち上がり動作·· 130
タナ組織··· 11
弾性包帯··· 5,6
弾発股··· 101

ち

中間広筋··· 18
チュービング·· 175
腸脛靱帯······················ 12,29,30,32,100
長趾伸筋·· 104
長尺X線像··· 58
貼付剤·· 27,142
長母趾伸筋·· 104
長肋筋··· 96
治療のタイミング······································· 49
鎮痛薬··· 12

つ

椎間変性··· 43
椎体高··· 95
痛覚閾値··· 12
痛点ストレッチ··············· 10,12,15,19,124,162
痛風··· 7

て

テニス··· 158
デュロキセチン·· 139
電気治療·· 150

と

疼痛閾値·· 136
疼痛誘発動作··· 35
動的アライメント······································· 33
糖尿病患者··· 49
特発性大腿骨内側顆骨壊死···························· 69
ドップラー·· 88,124
塗布剤··· 142
トラッピング···································· 120,122
トラマール®·· 137
トラマドール·· 137
トラムセット®······································· 137

な

内側関節裂隙痛··· 21
内側広筋·· 18,162
内側膝蓋大腿靱帯再建術····························· 177
内転筋力強化··· 102
内反膝··· 12,29
軟膏·· 142
軟骨下骨の輝度変化····································· 64
軟骨欠損··· 66
軟骨消失··· 51
軟骨全層欠損··· 80

INDEX

軟骨組織の温存··· 20
軟骨摩耗··· 7,48
軟性装具·· 152
軟部バランス·· 174

に

ニーブレイス··· 177
二関節筋··· 18
二次性OA··· 75
二足歩行···································· 19,33,90
入室·· 41

の

嚢胞··· 87
ノルアドレナリン································· 138
ノルディックウォーキング················ 156

は

把握痛······································ 124,132
排液·· 5
ハイキング·· 158
パテラブレース····································· 154
ハーフスクワット·········· 163,168,176,178
バランスボール····································· 97
半月板損傷··································· 21,23
半月板の逸脱·· 73
半月板縫合術······································· 176
バンデージ·· 150
半膜様筋··· 124
　　──腱··· 22
　　──症候群·· 23

ひ

ヒアルロン酸
　···· 7,15,22,26,34,35,36,38,122,124,143,179
　　──注射································· 5,21,130
　　──の関節外注射···························· 144
　　──の関節内注射····················· 27,143
冷え··· 137
腓骨筋·· 31
膝OAガイドライン······························· 134
膝外側角··· 58
膝荷重屈曲動作···································· 10
膝伸展角度·· 22
膝伸展機構·· 15
膝伸展訓練··· 160
膝伸展ストレッチ································ 126
膝前部痛··· 10
非ステロイド性消炎鎮痛薬··················· 136
ヒップブリッジ····································· 97
ヒップリフト··························· 60,97,126
非日常的動作·· 130
腓腹筋······································ 33,124
　　──外側頭································ 33,164
　　──腱障害·· 76
　　──内側頭································ 25,35
皮膚症状··· 142
病歴聴取··· 48
ヒラメ筋··· 35
ヒルドイド®ソフト軟膏························ 143

疲労··· 137

ふ

ファベラ································ 33,124,132
フィードバック···································· 134
腹臥位·· 97
副作用····································· 18,137,138
不顕性骨折·· 64
浮腫··· 137
踏み込み動作·· 15
プラセボ効果······································· 141
不良姿勢··· 94
プレガバリン··························· 18,137
プロテオグリカン複合体······················ 140

へ

米国整形外科学会······················ 134,144
ヘパリン類似物質································ 142
片足スクワット····································· 176

ほ

保温··· 12,30
ほぐし······························· 11,12,22,35,163
歩行··· 94
　　──時痛·· 12
　　──練習·· 172
保存治療··· 48
骨付き膝蓋腱······································· 160
骨の痛み····································· 64,127
骨の強さ··· 45
歩容··· 94

ま

マッケンジー法····································· 97
松葉杖····························· 5,6,160,178
慢性炎症·· 2
慢性関節炎症状······································ 7
慢性疼痛··· 123
慢性腰痛··· 139

む

ムコ多糖··································· 140,143
無分離すべり症···································· 45

め・も

メロキシカム®···································· 136
モザイクプラスティー··························· 66

や・ゆ

夜間痛·· 30
誘発痛····································· 11,36
指輪っかテスト····································· 92

よ

腰椎後弯··· 130
用法用量··· 139
予後··· 80

り・れ

離断性骨軟骨炎···························· 52,75,129

189

リドカイン® ················· 10,54	
──テスト ················· 10,33	
リリカ® ················· 18,137	
レッグウォーマー················· 150	

ろ

老化················· 74
ロキソプロフェン················· 30,136

わ

割り座················· 100

欧文

A

AAOS················· 134,144
ACL再建 ················· 23,160
ACL損傷 ················· 33
American Academy of Orthopaedic Surgeons
················· 134,144

B

bone edema ················· 64
bone marrow lesion ················· 64
bone tendon bone ················· 23,160
BTB················· 23,160

C

COX-2阻害薬 ················· 2,15,27,30,130,135
CT ················· 86

D·E

direct head················· 22,126
early osteoarthritis ················· 73
enthesis organ ················· 13,69
ESWT················· 16,126
extracorporeal shock wave therapy················· 126

F

femorotibial angle ················· 58
FTA ················· 58

G

GCl················· 164
Gerdy結節 ················· 29,32,100

H

heel height distance ················· 160
HHD ················· 160
Hoffa病················· 17,137
hoop stress················· 129
HTO ················· 80

K·L

K点················· 104
Kellgren-Lawrence(K-L)分類 ················· 3,80,121
lateral collateral ligament················· 26
lateral head of gastrocnemius ················· 164

LCL ················· 26,130

M

McMurrayテスト ················· 21,24
Mikulicz線 ················· 58
MPFL再建術················· 177

N

N-アセチルグルコサミン ················· 140
National Institute for Health and Clinical Excellence
················· 134
NICE ················· 134
NSAIDs ················· 2,17,19,30,136,142

O

O脚 ················· 19,59
OARSI ················· 134
OCD ················· 52,129
Osteoarthritis Research Society International ······ 134
osteochondritis dissecans ················· 52

P

PET-CT ················· 86
PFOA················· 54
PF関節 ················· 33
PFコングルエンス ················· 54

R

Research on Osteoarthritis Against Disability study ··· 3
ROAD study ················· 3
ROM訓練 ················· 160,172
ROM制限 ················· 84,121
Rosenberg ················· 80

S

semitendinosus ················· 23
SLR ················· 97,160,177
SM腱 ················· 22
SONK················· 69
SPECT-CT················· 86
spontaneous osteonecrosis of the knee ··········· 69
ST ················· 23
straight leg raising ················· 160

T

thrust················· 59
TKA ················· 4,21,80,104,172
TNFα ················· 72
TT-TG法 ················· 86

U

UKA ················· 174
unloader brace ················· 152

その他

^{18}F-FDG ················· 86
μオピオイド受容体················· 137

著者略歴

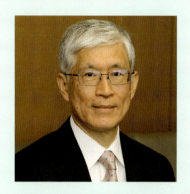

宗田　大（むねた　たけし）

昭和54年	3月	東京医科歯科大学医学部卒業
	5月	東京医科歯科大学整形外科学講座入局（研修医） 4箇所の関連病院で研修
61年	8月	東京医科歯科大学整形外科助手
平成 2年	9月	米国ミネソタ大学整形外科学教室留学（リサーチフェロー）
5年	7月	東京医科歯科大学整形外科講師
12年	4月	東京医科歯科大学大学院医歯学総合研究科運動機能再建学教授 （医学部教授を併任）
16年	4月	運動機能再建学より運動器外科学に分野名を変更
29年	4月	独立行政法人国立病院機構災害医療センター院長 東京医科歯科大学名誉教授 現在に至る

所属主要学会

日本関節鏡・膝・整形外科スポーツ医学会（JOSKAS）理事，日本臨床スポーツ医学会 理事，日本整形外科スポーツ医学会 監事，日本臨床バイオメカニクス学会 評議員，日本軟骨代謝学会 名誉会員，日本運動器疼痛学会 評議員，ISAKOS委員，APKASS理事，ESSKA

専門医，指導医

整形外科専門医（日本専門医機構認定），日本整形外科学会認定スポーツ医，日本体育協会認定スポーツ医

スポーツにおける活動

東レアローズ男子バレーボールチーム チームドクター（2000～）
女子V-リーグ メディカルアドバイザー（1998～2017）
その他，大学ラグビー部，柔道部，サッカー部，バレーボール部；菅平のスキーヤーなどの膝疾患の治療にあたってきた

膝痛　こだわりの保存治療

2018年6月1日　第1版第1刷発行

■著　者	宗田　大　むねた　たけし
■発行者	鳥羽清治
■発行所	株式会社メジカルビュー社

〒162-0845　東京都新宿区市谷本村町2-30
電話　03 (5228) 2050 (代表)
ホームページ　http://www.medicalview.co.jp/

営業部　FAX 03 (5228) 2059
　　　　E-mail　eigyo@medicalview.co.jp

編集部　FAX 03 (5228) 2062
　　　　E-mail　ed@medicalview.co.jp

■印刷所　株式会社 廣済堂

ISBN978-4-7583-1378-0　C3047

©MEDICAL VIEW, 2018. Printed in Japan

・本書に掲載された著作物の複写・複製・転載・翻訳・データベースへの取り込みおよび送信（送信可能化権を含む）・上映・譲渡に関する許諾権は，(株)メジカルビュー社が保有しています．
・ JCOPY 〈出版者著作権管理機構 委託出版物〉
　本書の無断複製は著作権法上での例外を除き禁じられています．複製される場合は，そのつど事前に，出版者著作権管理機構（電話03-3513-6969，FAX 03-3513-6979，e-mail：info@jcopy.or.jp）の許諾を得てください．

・本書をコピー，スキャン，デジタルデータ化するなどの複製を無許諾で行う行為は，著作権法上での限られた例外（「私的使用のための複製」など）を除き禁じられています．大学，病院，企業などにおいて，研究活動，診察を含み業務上使用する目的で上記の行為を行うことは私的使用には該当せず違法です．また私的使用のためであっても，代行業者等の第三者に依頼して上記の行為を行うことは違法となります．

・本書のWeb動画サービスの利用は，本書1冊について個人購入者1名に許諾されます．購入者以外の方の利用はできません．また，図書館・図書室などの複数の方の利用を前提とする場合には，本書のWeb動画サービスの利用はできません．